李士懋田淑霄医学全集

U0140461

平脉辨证相濡医论

（第二版）

李士懋　田淑霄　著

全国百佳图书出版单位

中国中医药出版社

·北 京·

图书在版编目（CIP）数据

平脉辨证相濡医论 / 李士懋, 田淑霄著. -- 2 版. --
北京: 中国中医药出版社, 2024.5
（李士懋田淑霄医学全集）
ISBN 978-7-5132-8693-0

Ⅰ. ①平… Ⅱ. ①李… ②田… Ⅲ. ①脉诊 Ⅳ.
① R241.2

中国国家版本馆 CIP 数据核字 (2024) 第 058253 号

中国中医药出版社出版

北京经济技术开发区科创十三街 31 号院二区 8 号楼
邮政编码　100176
传真　010-64405721
廊坊市祥丰印刷有限公司印刷
各地新华书店经销

开本 710×1000　1/16　印张 16.25　字数 228 千字
2024 年 5 月第 2 版　2024 年 5 月第 1 次印刷
书号　ISBN 978 - 7 - 5132 - 8693 - 0

定价　68.00 元
网址　www.cptcm.com

服务热线　010-64405510
购书热线　010-89535836
维权打假　010-64405753

微信服务号　zgzyycbs
微商城网址　https://kdt.im/LIdUGr
官方微博　http://e.weibo.com/cptcm
天猫旗舰店网址　https://zgzyycbs.tmall.com

如有印装质量问题请与本社出版部联系（010-64405510）

我们毕生献身于中医事业，也深深地热爱中医事业。愿中医学发扬光大，再创辉煌，光耀世界。

——李士懋　田淑霄

内容提要

本书倡导"溯本求源、平脉辨证",汇集了作者对此学术观点的思考和论述。

本书作者李士懋教授与其老伴田淑霄教授,相濡以沫,共研中医。夫妻二人在半个多世纪的不断学习思悟、临床磨砺、相互切磋中,逐渐形成了"以脉诊为中心"的辨证论治方法。

他们的学术思想有三:精审病机(首分虚实,精细探讨,必以规矩),平脉辨证(以脉解舌,以脉解症),给邪出路(热则发之,寒则散之)。

本书所选医论,即为李士懋教授与其老伴田淑霄教授的学术精华论述。

本书适合中医临床医生、中医教育者、研究者、中医医学生阅读。

作者简介

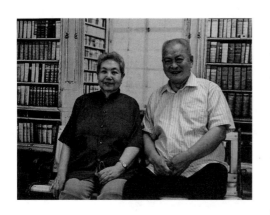

李士懋（1936—2015），男，生于山东省烟台市黄县，1956年毕业于北京101中学，1962年毕业于北京中医学院（现北京中医药大学，下同），后任河北中医学院（现河北中医药大学）教授、主任医师、博士研究生导师，为第二、三、四批全国老中医药专家学术经验继承工作指导老师。2008年获河北"十二大名医"称号。2014年李士懋教授获得了"国医大师"荣誉称号，是河北省首位获此殊荣的中医专家。

田淑霄（1936—2013），女，生于河北省保定市蠡县，1956年毕业于北京实验中学，1962年毕业于北京中医学院，后任河北中医学院教授、主任医师、硕士研究生导师、中医临床博士研究生导师。享受国务院政府特殊津贴专家。为第三、四批全国老中医药专家学术经验继承工作指导老师。2008年获河北"十二大名医"称号。

夫妻二人相濡以沫，从医50余年来，合著以"溯本求源、平脉辨证"为主线的十几本专著，纂为《李士懋田淑霄医学全集》。

再版说明

　　李士懋、田淑霄系列著作的"单行本"和"全集"出版以来，深受读者欢迎。现根据读者反馈意见进行修订再版。

　　李士懋、田淑霄夫妇在半个多世纪领悟经典、临床磨砺、苦苦求索的基础上，总结出"溯本求源，平脉辨证"的核心学术思想，并将其系列著作在中国中医药出版社予以出版。

　　李士懋、田淑霄夫妇的全部著作共分七个部分：

　　第一部分为溯本求源，名为《平脉辨证仲景脉学》《伤寒论冠名法求索》《平脉辨证经方时方案解》，主要谈仲景是如何创立并应用辨证论治体系的。

　　第二部分为脉学研究，名为《平脉辨证脉学心得》，主要谈作者在脉学方面的一些见解。

　　第三部分为平脉辨证这一体系的实例印证，名为《平脉辨证治专病》《田淑霄中医妇科五十六年求索录》《平脉辨证传承实录百例》。

　　第四部分为平脉辨证温病研究，名为《平脉辨证温病求索》。

　　第五部分为平脉辨证治疗大法求索，名为《论汗法》《火郁发之》。

　　第六部分为医案选编，名为《平脉辨证相濡医案》。

　　第七部分为论文选编，名为《平脉辨证相濡医论》。

我们期待：

"平脉辨证"的学术思想，能够被更多一线医生传承、弘扬、发展。

国医大师李士懋传承工作室
2024 年 2 月

平脉辨证相濡医论（第二版）

丛书前言

我们从医50余年来，曾东一耙子西一扫帚地写了十几本专著，皆有感而发。今应中国中医药出版社之邀，经修改、增删、重新编排，纂为《李士懋田淑霄医学全集》。抚思所著，始终有一主线贯穿其间，即"溯本求源，平脉辨证"。

当前，由于国家的重视、支持，中医呈现空前大好机遇，然亦面临生死存亡的挑战，此非耸人听闻，而是现实的危险，其原因固多，而中医队伍学术思想混乱乃一死穴。学术思想的混乱，集中表现于辨证论治这一核心特色上，众说纷纭，莫衷一是，令人迷茫。难怪一些中医老前辈振臂高呼"中医要姓中"，几千年的中医学如今连姓什么都不知道了，岂不哀哉。

怎么办？我们在半个多世纪领悟经典、临床磨砺、苦苦求索的基础上，提出"溯本求源，平脉辨证"。辨证论治是中医的核心特色，我们更提出"平脉辨证"是辨证论治体系的精髓、灵魂。贯穿全部拙著的主线为"溯本求源，平脉辨证"；指导我们临床诊治的亦此主线；自古以来，中医著作汗牛充栋，衡量其是非优劣的标准亦此主线；判断当今诸多学说、著作、论文、科研成果是非高下的标准仍为此主线。只有高举"溯本求源，平脉辨证"这面大旗，才能使中医的传承发扬走上康庄大道。吾等已垂垂老矣，尚奋力鼓呼，缘于对中医学的难解情缘。

前　言

全集共分七个部分：

第一部分为溯本求源，包括《平脉辨证仲景脉学》（含此前已经发表过的《溯本求源，平脉辨证》理论部分及新撰写的"仲景脉学求索"）及《伤寒论冠名法求索》《平脉辨证经方时方案解》，主要谈仲景是如何创立并应用辨证论治体系的。

第二部分为脉学研究，主要为《平脉辨证脉学心得》（含以前已经发表过的《脉学心悟》《濒湖脉学解索》及《溯本求源，平脉辨证》脉案部分），主要谈我们在脉学方面的一些见解。

第三部分为平脉辨证这一体系的实例印证，包括《平脉辨证治专病》（含此前已经发表过的《冠心病中医辨治求真》《中医临证一得集》的专病部分）《田淑霄中医妇科五十六年求索录》《平脉辨证传承实录百例》。

第四部分为平脉辨证温病研究，主要为《平脉辨证温病求索》（包括以前发表过的《温病求索》和新撰写的《叶天士温热论求索》《薛生白湿热论求索》）。

第五部分为平脉辨证治疗大法求索，包括《论汗法》（含此前已经发表过的《汗法临证发微》）及《火郁发之》。

第六部分为医案选编，主要为《平脉辨证相濡医案》（含此前已经发表过的《相濡医集》的医案部分）。

第七部分为论文选编，主要为《平脉辨证相濡医论》（含此前已经发表过的《相濡医集》的医论部分）。

编纂《李士懋田淑霄医学全集》之际，对已刊出拙著全部进行修改、删增、重新编排，又增部分新撰写的论述。目的在于竖起"平脉辨证"这一旗帜，引领中医走上振兴之康庄大道。

李士懋　田淑霄

2014 年 1 月 30 日

书于相濡斋

《相濡医集》原序

我们1956年高中毕业后考入北京中医学院（现北京中医药大学），成为中国第一批正规中医大学生。毕业近五十年来，一直从事中医临床、教学、科研工作。毕生献身于中医事业，也深深地热爱中医事业。

自1962年毕业后，我分配至大庆油田总医院，任中医师，不幸于1969年爱子患脑血管畸形、脑出血，继发癫痫、全脑萎缩，癫痫频频发作，智力及生活能力丧失殆尽，须臾不能离人。我们夫妻悉心照料三十余载，备尝艰辛，经济、精力重负何堪；更兼政治坎坷，学术上又不肯自弃，只好惯把长夜作过春时，夫妻相濡以沫，反品出了艰辛中的甘甜。是故将我们夫妻共同撰写的著作，名之曰《相濡医集》，本次将医论部分重新编排，命名为《平脉辨证相濡医论》。

本书包括部分论文、学术讲座稿，成集时复经重阅修订。现代研究的一些论文及未收入的论文、著作，以题录附列于后。此书聊作我们夫妻一生之足迹，心灵之慰藉，也是作为中国第一批中医大学生向祖国及人民的汇报。

此书承蒙张再康、张明泉、冯瑞雪、郝宪恩、王菊素等同志热忱协编，谨致谢意。

2004年3月
作者志于相濡斋

目录
CONTENTS

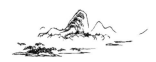

我对中医事业的思考

新中国成立以来，党和政府对中医事业给予极大关注，制定了中医条例，投入大量物力、人力、财力，建立了许多中医院校、研究院所、中医院，培养了数以万计的中医大学生、硕士、博士乃至院士，不可谓不重视。但现实情况是中医严重西化，后继乏术，医治范围逐渐缩小，中医界思想迷茫，专业思想动摇，难怪一些老前辈心头有种挥之不去的危机感，发出了拯救中医的呐喊。

我是北京中医学院（现北京中医药大学）的首届毕业生，是中医事业这几十年的亲历者。我毕生献身于中医事业，深深地热爱中医事业，也由衷地关切中医的现状与未来。这么多年的耳闻目睹及亲历，使我忧心忡忡，不得不继前辈之后，也为中医呐喊。

近几十年来条件如此优越，但中医水平下降，反不如前辈，反差如此之大，原因何在？关键在于思想认识片面，工作导向偏差。该是认真反思、总结、正本澄源的时候了。

一、对中医的定位——实践医学

任继学先生说："不到六十不懂中医。"此话颇有道理。初饮酒者只道辣，初品茶者唯知苦，反复品尝，弥久方知其甘醇沁芳。中医大半也是如此，浅尝辄止者，焉能体味其奥妙无穷、博大精深。恰有一些未能深入了解中医的人士，纷纷对中医进行评价，曰不科学，曰经验医学、前科学、古代医学、替补医学、循证医学、状态医学，等等，描来描去，使世人竟不知中医为何物。

实践是检验真理的唯一标准，此乃至理名言。中医能治病、养生，大概没人能否认这一基本事实。中医经历了几千年的实践检验，至今仍保持其旺盛的生命力，证明中医确是真理，若说经得起实践检验、符合真理的中医不科学，岂不荒谬绝伦。

曰中医为经验医学，是否认中医理论。事实上，我们临床中有好多病是初次接触，尤其"非典"流行，乃世人初见，何谈经验之有，但依中医理论进行辨证论治，照样取得肯定效果。能指导实践、认识和改造客观世界的理论岂容否定。

曰前科学。所谓前科学，大概是现代科学以前的东西，不言而喻，尚未成为科学。或曰潜科学，亦难掩其贬低中医是非科学的用意。

曰古代医学。若言其历史悠久，倒也无可厚非。若言其不是近代科学，更不是西医学，只能进博物馆了，则非也。中医蕴涵着许多超前的科学内涵，至今仍葆其青春，日益受世界人民青睐。

曰循证医学。新兴的循证医学，是以临床流行病学为基础，寻找疾病主要证据，用以指导临床。中医之证，是疾病的本质，是辨证的结果，二者虽有相似之处，却难以等同。

曰状态医学。中医不限于状态的描述，更重要的是辨证，是通过患者的整体状态求其本。相同状态可有不同病机，此即同病异治。

曰替补医学。若云替，中医替不了西医，西医也替代不了中医，两个医学体系谁也替不了谁。若云补，是中医补充西医，还是西医补充中医？中西医各有短长，我看是互补、并存、并重。

曰西医是实验医学，仿佛中医无实验。诚然，中医少有动物、尸体、离体的实验。但中医是中华民族长期与疾病抗争的产物，从一定意义上讲，中医是以人为实验对象，而且是以整体的、有生命的、运动着的人体为对象，不断实践，不断总结升华，又不断经实践的检验、修正而产生的。这种实验，从古到今从未间断。当然，这种实验，是从治病救人的目的出发，与那种不顾患者痛苦、死活的实验截然不同。这种以整体活人为对象的实验，所获得的生命、疾病信息，远较动物实验、尸体解剖来得真实、准确、可靠。这种实验是整体样本的实验，是最终实验，最权威的实

平脉辨证相濡医论（第二版）

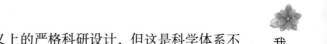

验。这些实验，虽无现代科学意义上的严格科研设计，但这是科学体系不同、研究方法不同所决定的。中医是以整体样本、纳入全部影响因素、综合观察人体生命运动的变化规律，不仅观察人体的即刻具体指标，更着重观察生命运动的重大事件及至终极指标。由此而形成的这一科学体系，更符合客观，更符合真理。

吾曰中医是实践医学。自有人类以来，为了生存就必须劳动，劳动中就开始了医疗实践。神农尝百草，就是这种实践的生动写照。劳动创造世界，劳动创造文明，中医亦然。经历千万年、亿万人的不断实践，人们积累了大量医疗经验、知识，从中发现了许多规律性的东西，吸纳了当时的哲学、天文、地理等知识，相互融合、升华，形成了中医理论体系。

这一理论体系，复经两三千年的不断实践、完善、发展，就形成了现代的中医学。中医理论形成的漫长过程，就是与当时各学科相互渗透、融合的过程。二者一旦结合，就赋予了哲学丰富的医学内涵，它就不再是单纯的哲学、人文科学，而是中医理论的灵魂、脊梁。

为什么会产生对中医难于定位的困惑呢？关键在于不承认科学的多元性。宇宙是无限的，大千世界是极端复杂的，人们认识世界的方法是多元的，形成的科学体系也是多元的。真理无终极，不同的科学体系，只能从某一侧面、某一层次去认识客观世界的真理。

以还原分析的方法从微观角度去认识世界的是科学；以综合演绎的方法从宏观角度去认识世界的，同样是科学。中医理论体系起点非常高，是建立在富有辩证唯物主义内涵的哲学高度的理论体系，所以它相当稳定，难以取代，至今已两三千年，仍有效地指导着中医临床实践，保持着旺盛的生命力。

但由于近代以来，西方还原分析的科学体系取得了巨大成就，以至于形成了唯西方科学为科学的思维模式，惯于以西方科学为尺度来衡量诠释一切学术，于是，对中医这一独特的科学体系感到不理解、难于定位。你说它不科学吧，可是又经历了数千年的实践检验，确实能治病；你说它科学吧，但又与当前流行的西方科学标准不一样，不像科学。于是都想来给它起个名，下个定义，于是就产生了五花八门的名字，这些皆缘于对中医认识的模糊、混乱，根子在于科学一元化的思想在作怪。

由于这一思想认识的片面，因而不可避免地出现了工作导向的偏差，以至于在高度重视下出现了很大的负面效应，这是颇值得深思警惕的一个问题。

二、对中西医结合的反思

自1956年以来，国家大力提倡中西医结合，实质是以西医来改造中医，时至今日，仍在延续这一方向道路。2003年11月13日《中国中医药报》发表的国家中医药管理局《关于进一步加强中西医结合工作的指导意见》指出："中西医结合工作的指导思想是：认真贯彻党的中西医结合方针政策，积极利用现代科学技术，充分吸收中医、西医两种医学特长，发掘、整理、研究、阐释中医药学的经验、真知和理论精华。"处于被发掘、整理、研究、阐释地位的是谁呢？是中医而不是西医。这就是中西医结合的指导思想。

基于这一指导思想，中医系统化、规范化、客观化、微观化、标准化、现代化、国际化等相继提出。可能因中医科学化的口号大有否定中医科学性之嫌，近年总算不大提了，但其根子并未铲除。这么多的化，实质是以西医为尺度，来衡量、诠释、改造中医。

似乎经过一番改造后的中医，也就实现了系统化、标准化、微观化、现代化，可以用现代语言来描述中医，于是外国人可以听得懂，相互可以沟通，与国际接轨了，中医也就走出了国门，走向世界了。中西医结合的几十年，大致就是这样走过来的。

这些"化"的结果如何呢？不可否认，也取得了很多成果，但大都是技术层面的，最终结论也都是证明了中医理论的正确性，鲜有重大突破。其负面效应却突现——使中医严重西化。为什么会出现这种状态呢？正如刘长林先生所说："科学一元论的紧箍至今仍然束缚着一些人的头脑，这是中医面临种种困惑的根源。"由于东西方历史、文化的不同，这形成了中

平脉辨证相濡医论（第二版）

西医不同的科学体系。中医固有其不足，但它有很多超前的科学内涵，远非现代西医甚至现代科学体系所能涵盖、化得了的。例如：

1. 整体观：中医是研究人体与天地万物、精神意识相互关联、不断运动变化的科学。人是自然产物，人与天地相应；人本身是一活的形与神俱的有机整体，这是整体观的两个要点。

2. 辨证观：是在整体观指导下，根据具体形象，研究活的机体状态、信息、精神意识变化的规律。辨证论治的本质是因人、因时、因地制宜，是纳入全部信息基础上的治疗个体化。

3. 恒动观：天地万物在不断地运动变化，人的生理、病理不断地运动变化，疾病的证也不断运动变化，治疗措施也就随之而变，才能谨守病机。

4. 以人为本的指导思想：中医治病是治人的病，始终以维护、调节人体正气为目的，因势利导，无论寒热补泻、标本先后，莫不如此。

5. 多系统多靶点的综合治疗：中药由单味药到复方，是一次大的飞跃；由奇方到偶方又是一次大的飞跃。按君臣佐使相互配伍的复方是综合调理，这与西医追求的单一成分大相径庭。

6. 中医独特的诊疗方法：从脉、舌、神、色等对生命丰富信息的获取，对病势的判断，吉凶顺逆的转归等诊疗方法，都具有极高的科学内涵和优势。

7. 同病异治，异病同治：看似风马牛不相及的病症，如中医认为属同一病机，则采取相同的治疗措施；相同的病症，若病机不同，则采用不同治疗方法。这风马牛之间，必有相互关联的内因，大有可探讨的空间。

8. 养生、针灸、气功、预防、疾病调养等，皆富哲理和科学内涵。

9. 中医大量丰富的医疗经验，许多尚是目前科学无法解释的。

10. 科学发展所追求的更高境界是自然科学和人文科学的融通，而中医恰是这一境界的典范。

很多超前的中医理论和大量的临床经验，远不是西医学甚至现代科学所能解释、涵盖的。片面地强调以西医或现代科学来研究、改造中医，是难以取得重大成效的。中西医毕竟是不同的科学体系，不存在通约性，50年的历史就是明鉴。

客观规律是不以人的意志为转移的，中西医结合的50年，不是中医理论被"现代化"了，相反是由于西医的进步，很多西医理论趋同于中医。例如：

1. 医学模式：中医从来都讲人与天地相应，形与神俱。西医的医学模式由生物医学转变为社会－心理－生物医学模式，趋同于中医。

2. 恒动观：人体的生理病理随天地阴阳节律的变化而不停地运动变化，如昼夜晨昏、月之盈亏、寒暑更迭、60年一甲子等，西医近代兴起的时间医学，趋同于中医。

3. 全息论：中医从来都认为局部可反映整体，整体病变可反映于局部，如望舌可洞观五脏六腑，切脉可判断邪之进退、正气盛衰。近代西医兴起的全息论，趋向于中医。基因学为此提供了依据。

4. 循证医学：中医看病，从来都从患者所苦入手，辨证中强调抓主症。近年西医兴起的循证医学，也重视起疾病的主要证据，这与中医趋同。

5. 个体化医疗：中医辨证论治是因人、因时、因地制宜的，实质是个体化医疗。西医近年也提倡治疗的个体化，这与中医趋同。尤其人类基因图谱的完成，证实每个人的基因都各不相同，这为个体化提供了微观证据。

6. 多系统、多因素、多靶器官的综合调理：中医组方，从来都讲君臣佐使，相互配伍，形成有制之师，综合调理。近年出现的鸡尾酒疗法，这与中医趋同。基因学研究发现，很多疾病都是多个基因的变异，这为中医综合调理的治疗思想提供了基因学的依据。

7. 整体观：中医理论体系的主要特色之一是整体观，着重研究庞大复杂的系统功能变化，而西医刻意追求的是物质的理化、线性变化。西医近年提倡系统整合，这与中医趋同。

8. 形神观：中医从来都把人看成是形、气、神统一体，人有情感、精神、意识、思维，有别于其他生物。近代发展起来的精神学、心理学、神经学等其理论内涵与中医趋同。

9. 回归自然：鉴于环境污染、化学药品的负面影响，人们普遍追求天人和谐，回归自然。这种理念的渴求，与中医趋同。

以上乃举例而言。西医观点向中医理论趋同，尽管其深度、广度及视角尚难与中医相比，但毕竟是巨大进步，这些进步，是跳出分析还原的框框而取得的。不管是有意还是无意汲取和借鉴中医理论，但有一点是肯定的，从中依稀可见一线新医学的曙光。随着西医学的进步，向中医趋同是不可避免的趋势。中西医将在更高层次、更新视角上形成融合。这种融合，必然是一长期的过程，是瓜熟蒂落，而不是强扭的瓜。

三、中医的出路何在

1. 正本澄源：通过大讨论、大总结，正本澄源，纠正工作导向的偏差。欲纠其偏，不是卫生部门一家的事，涉及科技、教育、医药、人事等诸多部门。首先要对中医再认识、再评价，摆脱科学一元论和唯西方科学的偏见，真正承认中医这一独特的科学体系，深刻认识中医理论体系蕴涵的诸多超前的科学内涵，方能健康地继承发扬。

无独有偶，不仅医学界存在科学一元化的偏见，数学界也存在同样偏见。中国科学院资深数学家吴文俊院士于《东方数学使命》一文曰："一提到科学和数学，脑子想的是以欧美为代表的西方科学和数学。我要讲的是，除了以西方为代表的科学和数学之外，事实上还有跟它完全不同的所谓东方科学和数学。"

关于东西方数学的异同，曰："现代数学，主要内容是证明定理，而中国古代的数学根本不考虑定理不定理，没有这个概念，它的主要内容是解方程……我们最古老的数学，也是计算机时代最适合、最现代化的数学。"

古老的中国数学竟成了最现代化的数学，尤应注意这一"最"字。吴老又说："怎样进行工作，才能对得起古代的前辈，建立起我们新时代的新数学，并在不远的将来，使东方的数学超过西方的数学……我想，这是值得我们大家思考和需要努力的方面。"这是何等气魄,这气魄来源于严肃的老数学家对中国数学的深刻理解。

吴老还说:"我想特别提到一点,就是我们经常跟着外国人的脚步走,我们往往花了很大的力气……还是低人一等……我们应该出题目给人家做,这个性质完全不一样。"读此文,令我震惊、汗颜,我滥竽中国知识分子之间,竟对此国宝一无所知,闻所未闻,这与中医境况何其相似乃尔。

北京乃数朝古都,宝物遍地,人搞西方式现代城市,旧城拆得差不多了,如今知道是宝,又收集古砖古瓦,恢复一小段城墙。中国数学已蹈此覆辙,若中医也如法炮制,末了再去收集砖瓦,可就上对不起祖宗,下对不起后人了。我们确实需要点民族精神,挺起民族的脊梁。在学习西方先进科技知识的时候,不要忘了中国的月亮也是圆的。

2. 中医要走自己的路: 按中医固有理论体系能否继续发展? 历史上中医的三次大发展,已是凿凿事实。近代是否停滞了呢? 非也。王清任的血瘀论及气虚中风论;晚清民初三张气血上菀的中风论,凡脱皆脱在肝及大气下陷论等,都丰富了中医理论宝库,并得到普遍公认和广泛应用。

《黄帝内经》(简称《内经》)是中医理论渊源,真正悟透了《内经》的某一观点,就可能创立一个伟大的医药学派,补土派、温病派等,莫不如此。倘后人能努力钻研,勤于实践,博采众长,亦大有可为。遗憾的是,目前中医队伍中的中医根基太差了,造成这种状况的因素是多方面的。

我虽是中医大学生,但回想起来,颇感惭愧,50年来,真正在中医上下了多大工夫? 现在我教的学生,相当一部分是带着对中医的迷茫、无奈在学,四年授课,中西各半,实习时遇到的是严重西化的中医院,还要跑工作、准备考研,能安心实习的又有几个。即使考上了硕士、博士,由于形势之所需,也主要学西医课、搞实验。知识面是拓宽了,但相当一部分高层次中医人才的中医功底却不敢令人恭维。

肯定会有人诘问,按中医固有理论体系发展的新成果,符合现代科学吗? 能量化吗? 等等。殊不知,中医与西医是两个不同的科学体系,不存

平脉辨证相濡医论(第二版)

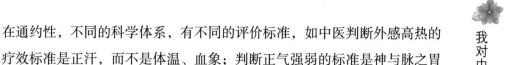

在通约性，不同的科学体系，有不同的评价标准，如中医判断外感高热的疗效标准是正汗，而不是体温、血象；判断正气强弱的标准是神与脉之胃气；判断吉凶顺逆的重要标准是脉象。为什么中医的成就一定要拿西方科学的尺子来量呢。当然，中医的标准还较散乱，须整理研究，建立中医完善的标准体系。

或问，这样的中医成果人家能承认吗？我想，关键是中医要拿出令人信服的卓越疗效。老百姓最讲实际，他们关心的是健康，谁能治好病，谁能令其健康，他就相信谁。外国人不仅会找你中医看病，而且会学你中医的技术，学你中医的理论。即使中医未经现代科学语言的诠释，人家也会原原本本地学。要想拿出中医疗效，不提高中医素质，岂不是空想，中医要走自己的路，不下大气力，亦难矣哉。

3. 要制定配套的相关政策、方法：可能领导者已感到中西医结合50年的负面影响，因而再三强调继承中医传统，发扬中医特色，实行名医带高徒，选拔培养200位名医，3次推行读书运动，强调温习中医经典，这是很正确的。

现在的症结在于，原则上高喊继承发扬中医特色，但实际干起来，仍是以西医标准来衡量中医、改造中医的那一套。喊的与干的两张皮，岂不哀哉。如临床研究，中医临床是以辨证论治为核心的个体化治疗，是天人合一的整体治疗，是以人为本的阴阳平衡调节，是强调正气、因势利导的治疗，是方药随着病情不断变化而变化才能谨守病机的恒动观。

可是现代的临床研究，要按DME标准设计，要随机、对照、重复，要双重诊断，施加因素要恒定，要统计处理等，而谨守病机、随症加减出来的成果，难以得到承认。这样研究出来的成果，根本看不到中医特色，更甭说能对中医的发扬有多大裨益了。

至于动物实验，必须造病理模型，中医治疗是以证为核心，证的判断须望闻问切，一个老鼠满脸毛，如何望？小爪子就那么一点，如何切？吱吱乱叫，如何问？脱离了四诊，哪来的证？只能造西医的病理模型。西医的病与中医的证并无通约性，且动物与人相距甚远，造出的模型也就难体现中医特色，更别说个体化、运动观、整体观了。

若不按这个模式去做，莫说学位、职称、获奖，恐怕连个论文也发表不了。这好比旧社会妇女裹足，脚大了丑煞人，连个婆家也找不上，只能把好端端的脚裹成残废。又如八股取士，虽知八股不能安邦定国，但不学它，莫论进士、举人，连个秀才也当不成，终生布衣。中医的现代化也大致如此，只能削足适履，削来削去，履虽已适，然足已非足。

中医在这众多"化"的指导下，许多人努力去"化"，"化"成硕士、博士、专家、教授，甚至声名赫赫，桂冠满头，却不会按中医理论去看病。照这样"化"下去，迟早要把中医"化"得变了味，"化"没了。

我绝不反对中医的一系列"化"，而是双手赞成，中医亦应与时俱进，关键是怎么去"化"。若能遵循中医理论的特点、规律去化，化得越多越好，越快越好；若削足适履地化，只怕适得其反，化没了。当然具体的方法、政策、衡量标准等也须逐步摸索、总结，有些尚须待科学水平的进一步提高，从更高层次、更新的视角去融合。对中医这样独特、复杂、庞大的体系，绝非现有的西医方法搬来硬套所能解决的问题。

又如，这次带高徒，属于非学历教育，按西医那套方法搞实验研究、搞中医改造的，可授予硕士、博士，而扎扎实实跟师学习中医临床本领的却什么也不是。搞社会主义还强调依据国情，搞有中国特色的社会主义，难道我们中医国粹就不能理直气壮地制订具有中医特色的硕士、博士等相关学位标准，授予高徒相应学位嘛！

这明明是自己看不起自己，喊的做的两张皮。仿佛中医高徒是满头的高粱花子，难入大雅之堂，倘若也授予了什么硕士、博士，怎跟国际接轨。实际上，我国是中医发祥地，是最有资格、最具权威制定中医硕士、博士、教授、主任医师以及中医科研成果、临床标准的。拿出我们的尺子来，让国际接我们的轨，而不是本末倒置、削足适履地接人家的轨。

另一点，这种唯西方科学的导向，带来了极大的负面影响。改造、诠释中医的吃香，可桂冠满头，名利双收；按中医固有规律继承发扬中医学的遭冷遇，一文不名。长此以往，谁还去学经典，谁还去继承中医学？这

平脉辨证相濡医论（第二版）

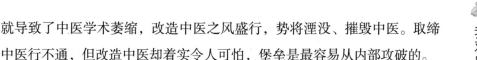

就导致了中医学术萎缩，改造中医之风盛行，势将湮没、摧毁中医。取缔中医行不通，但改造中医却着实令人可怕，堡垒是最容易从内部攻破的。

4. 多元化发展：科学是多元化的，毫无疑问，发展道路也应是多元的。西医可按照自己的规律去发展，中医当然也应该按照自己的规律去发展，问题在于中西医间应如何结合。英·李约瑟在《中国科学技术史·第一卷·总论》一书中曰："中医和西医在技术上结合比较容易，但要使两种医学哲学取得统一，恐怕是极为困难的。"此言确有道理，50 年的结合史，证实了这一论断。

在理论体系方面，不同科学体系不存在通约性，以西医的线性关系、分析还原方法来诠释中医是行不通的，但随着现代科学的发展，跳出还原分析的体系后，亦可与中医理论趋同，例如前之所述医学模式的改变等。

在技术层面上的结合，存在着广阔的空间，如药物的化学成分、理化检测的方法，病理机制、治疗手段的互补。这些成果，只是相互借鉴、并存，还远非相互融合。不可否认，西医在这方面占有优势地位。

中西医结合，可从临床疗效入手，先选择一些西医难治而中医又有明显优势的病种，共同诊断，共同观察疾病的动态变化，由确有临床功底的名中医，按中医传统的辨证论治方法去治，以证为核心，处方可以变化，可以加减，从多中心、大样本、大事件和终极结果分析总结其规律，建立符合中医理论的判断标准。由疗效出发，进而探讨其机理。这里关键是中医要拿出疗效来。一定要选确有中医功底的中医，不要那些名声赫赫徒有虚名者。

中医学有其长也有其短，其短处之一是理论体系相当特殊，属于象科学体系，难与现代科学体系衔接，难以吸纳现代科学的成就，致使中医发展缓慢、滞后。

短处之二是不能从微观层次阐明生理、病理及其治疗机制，这是由于科学体系的不同，不是用还原分析、线性关系来研究人体，不可能阐明其微观的机理。

短处之三是太不系统、规范。中医医生是个体脑力劳动者，长期家传师授，因历史原因又缺乏沟通交流，因而派别林立，门户各异。我夫妻二人是同一老师教的，同一校门出来的，长期在同一诊室对面桌看病，一辈子都在一起切磋，按理应该是比较一致的。但事实上，对很多患者的诊断治疗有分歧，有时看法迥异。若使整个中医界学术标准化、规范化，亦非易事。

由于中医本身存在诸多弊端和不足，当然需要提高，需与时俱进，倘能借助西医知识丰富自己，将大有裨益。但这种汲取、提高，须遵从中医固有规律和特色，以我为主，为我所用。随着学术的发展，将水到渠成，而不是揠苗助长，更不能削足适履去扭曲。

四、对中医教育的思考

回顾中医教育 50 年，毕业学生数以万计，培养了大批中医人才，其功卓著。这大批毕业生中，固然有佼佼者，而且知识面有很大拓宽，但就中医学术本身，存在着严重萎缩的倾向，功底远不如老先生，更不要说谁是当今的仲景、叶桂，就是张锡纯，也未必能有人超越。中医教育未能培养出一批公认名医，颇值得反思。概因中医教育是比照西医教育模式，未能充分考虑中医学术特点，因而也存在一些弊端、遗憾。

1. 首先应树立坚定的专业信心：教师应从科学角度讲清科学的多元化，讲清中医理论的特点、价值及别于西方的科学方法，使学生对中医有一个正确的认识，这样才能给学生树立坚定的专业信心。

2. 加强基础教育：重点是四大经典。这是中医之本，是取之不尽的源泉。历代名家，鲜有不熟读经典者。悟透《内经》的一个观点，就可能创立一个伟大学派。金元四大医家、温病学派等，莫不如此。秦伯未老师提出："余之教人也，先之《内》《难》《本经》，使知本也；次之以《伤寒》《金匮》，使知变也；次之以诸家之说，与以博也；终之以诸家医案，与以巧也。"知本达变，既博且巧，这是培养中医人才的途径。有人曰哪有一本书作为一门学科的。此乃浅薄之见，中医就可以，中医也必须如此。

3. 中医教材问题：中医至今未离《内经》理论框架，四大经典之外也没出新经，不如在七个版本教材中，挑一个较好的为蓝本，固定一套教材，不必规定几年编一套新版教材。有些教材越编越偏离，因为中医理论体系相对稳定，鲜有新的突破，其教材也不会有多大发展。硬要与现代科学课程一样，不断知识更新，不断编新教材，确实难为诸位主编先生，只好把原来的一章分成两章，原来在各论中的挪到绪论中去，或者附会些西医的观点，把肺主气搞成肺循环，把气帅血行搞成血红蛋白，把经络说成血管，把膀胱藏津液改成藏尿液，如此等等，仿佛古已有之，恰似清末之洋派，穿着西服，留着长辫，不伦不类。

应增设医案课，作为理论与实践的桥梁。

除传统课程之外，可增加几门选修课，介绍近代中医研究成果。这种选修教材，因发展很快，倒应不断更新。

4. 加强临床实践：中医的生命在于临床，中医临床经验占很大比重，光课堂教学不行，应汲取古代师徒相授的优点。临床教学中突出的问题：一是临床基地严重不足。二是很多中医院西医治疗比重太大，挂羊头卖狗肉。当然，羊头和狗肉毕竟都是肉，皆可果腹，但对中医发展不利。三是很多临床大夫西化，中医的本领不硬，越是不会，越不敢用。长此以往，真成了九斤老太，一代不如一代。

5. 加强师资队伍建设：中医教师，应该既有临床功底，又有中医理论素养。因中医教育是比拟西医教育模式，也分什么临床、基础两大块。于是讲基础的不上临床，讲得很熟，自己不会看病。自己昏昏，使学生昭昭，怎么可能。其实中医哪有什么纯基础，《内经》虽是纯理论，也是指导临床的理论，精辟深邃，没有实践的品味、思悟，怎能讲清《内经》的理论。只能纸上谈兵，衍文敷义，谬误百出，如阴盛格阳之阴盛，讲成寒实；温病的汗之可也讲成发汗法，岂不知温病忌汗。更有甚者，个别老师竟在课堂上贬中医，真是咄咄怪事。

临床带教老师应严格筛选，应既有辨证论治的功底，又有相应的理论素养，还要懂得带教方法。这个阶段对学生影响最大，不可疏忽。

中医学术的萎缩、异化，是非常令人担忧的。不努力继承，何言发扬？如何搞好继承发扬，不仅是教师、学生的问题，而是涉及多层次、多方面的系统工程。首先是政府的工作导向问题。从学位评定、职称评审、科研立项、成果评奖、荣誉称号、论文著作发表等，都应该强调中医规律、特色，拿出一套评价中医人才、学位、职称、评奖、论文的办法来，给予支持鼓励，甚至政策上予以倾斜，定会在很大程度上扭转目前状况。

没有多层次、多方面的互相配套，再强调继承也不行，到头来，削足适履去搞化者，桂冠满头；踏踏实实钻研中医学术者，终生布衣。依目前所实行的方方面面的办法、标准，只能促使人们努力去化，造成一批裹小脚、读八股的中医来，而不能造就真正的名医，只能使中医学术萎缩。

我是中医事业半个多世纪的亲历者，此文乃有感而发。我毕生献身于中医事业，也深深地热爱中医事业，更殷切期望中医事业能发扬光大。

中医教育的回顾与改革

我们是北京中医学院（现北京中医药大学）的首届毕业生，从某种意义上来说，也是第一批中医正规大学教育的"试验品"。分析一下这一批产品究竟如何，对探索中医教育的改革方向不无裨益。

第一届北京中医学院毕业生共 99 人，分配在全国各地，现已工作多年了，分别从事医疗、教学、科研、编辑、行政等项工作，绝大部分都已成为当地中医骨干力量，约有 15%左右已晋升副教授，其余也都晋升为讲师、主治医生。有些同学在某个领域里已取得了一定的成绩，崭露头角，这是中医教育的成绩，应该肯定。但是已经毕业多年了，还没有出现几个大名医；在中医理论上，未见有重大发展；在中西医结合上，亦未有重大突破。总的来看，还难以适应时代的要求。这固然与个人努力、环境机遇等有关，但是与中医教育也有直接关系。由此可以得出这样一个结论：中医教育成绩是主要的，但还难以适应时代要求，还有改进提高的必要。

中医学经历了几千年的发展，到今天已处于一个转折时期。一方面现代科学（包括西医学）已高度发展；另一方面，古老的中医学仍然保持着两千多年前的《内经》理论体系。这二者有着巨大的生命力，都要继续发展。另外，这二者也必然要逐步互相渗透、结合，使中医发展到一个新的阶段。我们这一代中医，肩负着继往开来的重任，既要继承，又要发展。继承是发展的必要前提，继承的目的在于发展。没有发展，就要落后，就要被淘汰，这是不以人们意志为转移的。如何担负起继承与发展这两副重担？因素是多方面的，但就中医教育方面，还有改进的必要。我们认为，宜从以下十个方面着眼。

一、加强经典著作的学习

《内经》《难经》是中医理论的渊源。继承中医学，首先应全面系统地继承其理论，没有扎实牢固的理论基础，造就不出高明的中医，也更谈不上创立新医药学派。高等中医院校以选讲重要篇章的原文为好。

《伤寒论》《金匮要略》是理论与实践相结合的经典著作，创立了辨证施治的理论体系，为临床之圭臬，应很好研究、继承。我们认为，逐条学习全文比选读为好，因其前后内容都是紧密衔接的，编成选读，就打乱了原有体系，难以反映其全貌。

温病是明、清时代发展起来的新兴学科，近年被列为四大经典之一。温病学在辨证施治规律上自成体系，在急性热病的治疗方法上有很多创新和发展，大大丰富了中医学宝库，同样应该很好继承。

二、开设中国古代哲学课

各个学科从来都是互相渗透、互相促进的，中医学理论体系的形成，受古代哲学思想影响很深。因此，中医理论充满了朴素的辩证法。尤其是充满古代哲理的《易经》，对中医理论影响颇深，所以孙思邈说："不知《易》，不足以言太医。"对这些古代哲学一无所知，势必影响对中医理论的理解，也难以溯本求源了。

三、加强古文的学习

中医古代文献，都是用古汉语记叙的，言简意赅，词义深奥，一字多义，相互通假，字音字义与语法，古今演变也很大。为了学好古典医籍，必须学好古文。可以说古文是打开中医学宝库的钥匙。不仅要学习医古文，而且应加强古汉语的学习。

四、开设医案课

中医大量丰富的实践经验，是蕴藏于浩繁的各家医案中的。许多医案夹议夹述，论病精辟透彻，理论与实践巧妙地结合在一起，是中医学的一份宝贵财富。新中国成立前的上海国医学院（国立上海医学院）就开设这门课，秦伯未是当时国医学院的教师，他说："余之教人也，先之以《内》《难》《本经》，使知本也；次以《伤寒》《金匮》使之变也；次之以诸家之说，与以博也；终之以诸家医案，与以巧也。"他们办学的经验，是值得借鉴的。

五、加强教师队伍的建设

教师是教学的中心环节，教师的质量是教学质量高低的决定因素。自1956年成立第一批中医学院以来，经历了多年的奋斗，已经形成了一支中医教学的骨干队伍，承担起全部教学任务，这是一个很大的成绩。但目前教师队伍的质量，还不能完全适应继承与发扬中医学的需要，还须提高。目前，较普遍的一个不足之处是中青年教师临床实践少。中医是一门实践医学，其理论源于实践又指导实践，这与西医的基础课不同。要想真正理解中医理论，除读书之外，还必须有扎实的实践基础。只有这样，才能把中医课讲深讲活；也只有通过实践，才能丰富发展中医理论。我们认为今后凡分配到教学岗位的毕业生，都应首先搞三年左右的临床，以后也应每年抽三个月以上的时间搞临床。

六、加强临床实习

实习是理论联系实际、培养学生独立工作能力的关键阶段。目前，从实习时数来看，五年中将近有一年半接触临床，时间并不少。关键是提高实习质量，这方面存在四个问题。

第一，实习基地不足。每到实习，就各处联系安插，甚至各找门路，往往无法考虑是否具备实习条件。这种情况应尽快扭转。除建附属医院以外，要安排一些条件具备的医院作为固定的实习基地。

第二，要加强带实习教师的培训。带本科毕业生实习的教师，应具备三个条件：对中医理论要较精通；有较丰富的临床经验；具有一定带实习的方法。目前急需采取办培训班的办法，培养出一支能带实习的教师队伍。对那些已具备上述条件的教师或医师，可给予适当的岗位补贴，或授予相应的技术职称等，以调动这部分人的积极性。

第三，实习基地要突出中医特色。有些中医院的病房，采用西药处理的比重太大，这不仅提高不了学生的中医水平，也提高不了中医教师的水平。衡阳会议强调中医医院要突出中医特色，是完全正确的，只有这样，才能发展中医事业。

第四，加强实习指导与管理。学生分散实习，应编写实习指导与要求，使带实习的教师根据统一要求去培养学生。在经过一段时间抄方后，要根据学生水平，让他们独立处理患者，教师给以指导，以培养学生的独立工作能力。

七、中西医比例问题

从以往的经验及现在的情况来看，中医学院的学生先学中医课是正确的，这样做专业思想比较稳固。学习西医基础及一些主要临床课，也是很必要的，不仅开阔了知识面，而且有利于临床诊断治疗、判断预后及总结经验，给开展科研工作也打下了一定的基础。纯中医是不能很好地适应形势发展需要的，要不断汲取新的知识，开阔视野，不要闭关自守，也不必担心被吃掉，有生命力的东西是吃不掉的，我们主张中西医结合，洋为中用。

八、加强教材编写工作

全国统编教材，是中医院校进行教学的蓝本，是有权威性的，而且是统考的依据。教材质量直接关系教学质量，现行教材，主流是好的，但也存在不少缺点。一是西医的味浓，如内科的"黄疸"，就是套的西医的肝细胞性黄疸、肝细胞性黄疸、阻塞性黄疸。二是有些概念模糊，如温病中的"春温"，究竟属伏气还是新感？模棱两可。三是编排内容重复、机械，如温病各病的证型，选了《温病条辨》的一些条文，有些证型就很勉强，缺乏有机的衔接。教材编写，应集中一些临床、学术造诣较深的教师，否则只能抄来抄去，依样画葫芦，不利于教学的提高。

九、开设中医实验课

中医学是一门实践医学，脉、舌、神、色等这些客观指征，也全凭医生的直接感官去体验揣摩，缺乏统一的客观指标。这不但限制了中医学的发展，也是中医难学的重要原因之一。我们认为应开设中医实验课，使中医逐步建立能统一测量的客观指标。这不仅是中医逐步走向现代化的一个组成部分，也是培养学生科研能力的重要手段。现在开设中医实验课的条件已经具备。

1. 中医学院的学生，是由高考统一招生的理科学生，有能力掌握中医实验课。

2. 用现代科学方法研究中医的工作已广泛开展，取得了初步成绩，为中医实验课提供了丰富的内容。

3. 各中医院校都有一支受过高等教育的师资队伍和一定的物质基础，为开展中医实验课提供了有利条件。

4. 只要有关领导予以支持、组织，即可于短期内编写出实验课的教材，使中医实验课在各院校逐步开展。这样做，必将对培养学生的科研能力和推动中医现代化大有裨益。

十、重点和一般中医院校应有区别

重点和一般中医院校，现在在学制、教材、培养目标上并无多大区别。我们认为，加以区别还是大有必要的。对重点院校的学生，除要求在中医方面学得深以外，还要在西医方面学得深，而且还要有较深的古文知识，有一定的基础科学知识和阅读外文的能力。学制可为八年，培养的学生可一部分主要研究古典医籍；一部分主要以现代科学手段研究中医（这两部分人学习时的侧重面可有所不同）。使中医在继承与发扬两个方面都有一支水平较高的骨干队伍。

一般中医院校，可侧重为临床、教学培养人才，学制可五年或六年。

无论重点或一般院校，对一些有发展前途的毕业生，都应重点专向培养，力争造就几个高明的理论家。我们同学中，有几个成绩较为突出者，从他们成长的过程来看，除个人努力以外，有几点经验是相同的：第一，都是长期从事临床工作；第二，专向性比较强，都集中搞某一系统疾病或一两个病种；第三，在集中研究的某个领域内，不仅精通中医也精通西医，有的反复进修过两三次。这样，在某个点上就有了相对优势，就有可能做出成绩来。

中医目前的主要危险不在乏人，而在乏术。因此，高等中医院校应努力培养质量高的中医人才，尤其重点中医院校，更要致力于这项工作，真正担负起继承与发扬两副重担，才能上不辱祖先，下不负后人，完成党和人民赋予我们的使命。以上十点建议，仅是我们的一隅之见，难免片面或错误，希望商讨指正。

谈谈中医临床诊治的方法

在带学生实习中，发现有些同学虽学得了一定理论知识，但一接触到患者就茫然无措。对于初学者，原不足为奇，究其原因固多，与未能掌握诊治方法亦不无关。现仅就我们临床粗浅体会谈谈中医诊治方法问题。

1. 诊断三要素：一个完整的诊断，应包括三个要素，即确定疾病的性质、部位及轻重程度，可简称为定性、定位、定量。

定性，就是综合分析患者各方面的情况，以确定疾病的性质。任何疾病都"有诸内必形诸外"，内在的一些病理改变，必然反映出相应的证候，此即医生借以分析疾病的主要依据。其次，患者的性别、年龄、职业、居处、嗜好、秉性以及地域、季节等，也都直接或间接地影响着疾病，须综合诸因素加以分析归纳，方能辨明疾病的性质。

定位，即确定疾病发生的部位。内伤病的定位，主要依据脏腑及经络辨证。人体各脏腑经络，都有其特定的生理功能、循行部位和配属的器官，临床就是根据各脏腑经络特定的病理反应，来推断疾病发生部位。伤寒的定位则依据六经辨证；温病的定位则依据卫气营血及三焦辨证。六经及卫气营血、三焦辨证，不仅有定位的含义，也是个定性的概念。必须明确，各种辨证方法都不是孤立的，而是互相补充、相辅为用的。

定量，就是确定疾病的轻重程度。这个量的概念，虽然难以用具体数字加以表示，但可以从证候的表现上反映出来，并能为医生测知。

定性、定位、定量，这三者结合起来，就构成一个完整的诊断，如"胃热炽盛"，胃是病位，热是性质，炽盛是程度。即使有些诊断从字面上看，并未包括上述三点，如"脾虚泄泻"似乎没有量的概念，但作为医生，也必须心中有数，而且要在治疗中加以体现。

2. 诊法三要点：诊法，是指运用四诊的方法，准确完整地采集与疾病有关的资料。正确使用四诊方法，要掌握三个要点，即认症准确、四诊全面、善抓主症。

认症准确，就是对每个症要认准。要做到这点，首先对每个症的概念要明确，这是一项基本功，不是单靠书本所能学到的，必须通过实践锻炼。如对各种脉象的辨认，往往心中了了，指下难明。就是一些普通的症，也要细心体察。如常说的小便不利，是指小便的次数少还是指尿量少？是指小便时费力还是指溲后仍有尿意？必须把概念搞清，临证才易认准。尤其对诊脉、查舌、望神色，更须多下功夫才能掌握。认症准确与否，直接关系到诊断治疗。

四诊全面，是指采集病史要详细，四诊合参，不能只见一二症就草率诊断，那样容易误诊。如某患者自述感冒，头昏恶风，同学就开了两剂银翘散。经追问，患者只是在有汗见风时才恶风，在室内并不恶风，而且脉缓无力，属表虚不固，予玉屏风散而愈。由此可见四诊全面准确的重要性，尤其对疑难危重患者，更须如此。

善抓主症，就是善抓具有特性的症状。主症最能反映疾病的本质，否则罗列了一大堆症状，主次不分，辨证也无从着手。从主症入手，也省去了许多不着边际的诊查。如何抓主症呢？患者的主诉，往往是患者的主要痛苦所在，也多是该病的主症。医生在掌握患者主诉的同时，要切脉、查舌、望神色及闻声味等，这样就会得出一个初步判断，然后再根据这个初步判断，扼要地询问患者，去进一步印证这个初步判断的正确性，并排除其他疾病的可能性。假如患者的叙述与医生的初步判断一致，则诊断可以成立，否则尚须重新考虑。如患者主诉胃痛两年，诊其脉沉缓无力，舌淡、苔白滑，面色萎黄，就会得出脾胃虚寒的初步诊断。医生再围绕这个初步诊断，进一步询问患者是否倦怠无力、腹胀便溏等。若患者的叙述与医生的推断相符，诊断就可以成立。但也有些患者的主诉不能准确反映主症，甚至说错，容易导致误诊。这时就必须仔细诊察，要靠医生所能采集的客观指征及详细问诊，才能找出疾病的癥结所在。如刘某自述感冒，后头痛半月，诊其脉尺浮大，乃肾虚相火动，予知柏地黄两剂而安。尤其儿科，俗称哑科，客观指征更为重要。

3. 辨证三原则： 辨证，就是运用中医理论，对与疾病有关的素材加以分析综合的过程，以期明确诊断。准确辨证，必须遵循三个原则，即以中医理论为指导、务求其本、分清主次。

以中医理论为指导，是辨证的理论基础，也是提高疗效的关键所在。只有以中医理论为指导，才能深刻认识每个症的病理意义，才能发现纷纭繁杂的诸症之间的内在联系，揭示疾病的本质。例如脾虚的患者，不仅可以浮肿泄泻，还可见头晕、倦怠、便血、脱肛、崩漏、白带、不孕等，这些看来似乎互不联系的症状，从中医理论出发，都可以得到恰当的解释，找出脾虚这一共同的病理基础，这也正是异病同治的奥妙所在。也只有以中医理论为指导，才能使辨证施治左右逢源，取得突出的疗效。如一妇肺结核咯血，用垂体后叶素等多种止血药，数日未止。中医诊其腹胀满，大便七日未解，脉沉数，苔黄，予调胃承气一剂而止。这就是运用肺与大肠相表里的理论而取得的疗效。

务求其本，就是揭示疾病的本质。如何求本？主要靠脉、舌、神色这些客观指征来决断，其中脉的重要性更大。李士材说："辨证立法首重于脉；辨脉之法，以沉候为准。"吾师赵绍琴、陈慎吾都很重脉，曰脉可定性。临床常可遇到一些患者，或症状繁杂，或症状很少又不典型，使辨证颇为棘手，若不从脉舌神色入手，其本难以辨明。如某人唯感头痛，他无所苦，究竟是什么性质头痛？若脉浮紧是风寒；浮数是风热；脉细是阴血不足；弦数是肝热。再参以舌及神色等，诊断不难明确。一般来说，杂病重脉，时病重舌。当然，强调客观指征的重要性，并不否认某些自觉症状的意义，如病初起即寒热并作，就是新感的一个特征。总之，要以脉舌神色等客观指征为主，四诊合参，方能做出正确的判断。

分清主次，就是分清标本缓急。任何一个病的诸症，都有主次之分。主症起决定性作用，反映疾病的本质，而次要的症则是从属的，随主症而生，随主症而变。在辨证中，要围绕主症，尽量用一个统一的病机去解释所有的症。切忌主次不分，一个症一个病机。这种情况的产生，往往是没有把病看透，抓不住根本，治疗只能对症处理，难以切中要害。当然，在病情复杂时，一个病机不能解释所有的症，亦可提出两个以上的病机，但必须分清主次。

4.治疗三宜忌：治疗包括立法处方，宜切合病机，忌生搬硬套；宜讲求配伍，忌杂乱堆砌；宜能守善变，忌心无准的。

切合病机，是指立法处方要符合辨证诊断，有的放矢，切中要害。每个处方都必须体现定性、定位、定量三个要素。如风寒咳嗽，性质是风寒，病位在肺，可选用三拗汤。至于量的概念，则体现于用药的轻重上。对复杂病例，要分清标本主次，真假逆从，切忌生搬硬套。如一见转氨酶高就用五味子30g，不别湿重气滞、肝热血瘀，往往酶未降而胀已起，这算不得辨证，易蹈废医存药之覆辙。

讲求配伍，就是方中各药要遵循配伍原则，有主有辅、有佐有使，要讲求性味归经，切忌无原则地杂乱堆砌。即或侥幸取效，亦不知何药之功；恶化亦不晓何药之过。最好根据辨证立法，选一恰当成方加减，可弥补我们的学识不足与仓促间考虑欠周，乃事半功倍之举。

能守善变，诊断治疗是否正确，还须通过实践的检验。疗效好的，达到了预期的效果，说明诊断治疗是基本正确的。反之，可能辨证治疗有误，须重新诊断，变更处方。也有的虽一时不见好转，未必都是诊断治疗的问题，如煎服法、将息法等，都可影响疗效。也有的是火候不到，只要病机未变，就要守得住，不能一见无效，就不加分析地改弦易辙，心中全无准的，焉能取效？然亦有不察病机，一见好转就效不更方，亦足以偾事。须谨守病机，病变我变，病将变我预变。

平脉辨证相濡医论（第二版）

秦伯未教授讲课的启示

秦老学识渊博，誉满海内，他的授课方法，循循善诱，深入浅出。我们于大学期间，有幸亲聆秦老讲授，虽相隔已四分之一世纪有余，依然历历在目。如今我们亦滥竽大学讲坛，回忆秦老的授课方法，颇受启悟。

例如秦老讲授内科便秘一章，首先指出粪便的排泄需要两个条件：一是力的推动，二是阴血的濡润。他形象地比喻说："排便犹如行舟，一须风的推动，二须水的滑润。无风则舟停，无水舟亦停。"这样一点一喻，就把排便的基本要素提出来了。围绕着粪便排泄这两个要素，紧接着阐明排便的生理功能，将问题引向深化。在人体，这个"力"就是气的功能。而气的生成，源于脾胃，敷布于肺，通行于三焦，下降于大肠，以及肝的升散疏泄、肾阳的温煦等。"水"的滑润作用，在人体则为津液、营血、阴精对大肠的濡润。而阴液的形成，又靠脾胃的运化、肺的布散、水道通调、肾的藏精等。这样，就把粪便排泄的生理功能，既条理又完整地阐述得清清楚楚。讲完生理之后，话锋一转，又讲便秘的病机、便秘的形成。这样，就把便秘繁杂的病因病机，由纲到目，由简到繁，讲述得明明白白，使生理病理、病因病机贯通一气，毫无支离之感。接着，秦老又结合自己丰富的临床经验，讲述了各种便秘的临床特征和治则方药，使理论与实践紧密结合，课堂气氛生动活泼。课后凝思，了然胸臆。秦老讲课，确实气度不凡，听他讲课，既丰富了知识，又学到了治学方法，无疑是一种艺术享受。

我们初登大学讲坛，确有看花容易绣花难之感，一讲就是病因一二三，证型一二三，症状一二三，单摆浮搁，支离呆板，学生听了茫然无措，自己亦感索然，追思抚忆，从大学诸位老师尤其秦老的授课方法中，渐有启悟。

误诊分析：总结教训，精研医理，提高医术

临证二十余年来，教训颇多。通过前辈指点与不断学习实践，偶有所获，录之于后，或有裨于后学。

一、阳虚身热误作热盛例

大庆会战初期，每至冬春，麻疹流行，患儿甚多。临证有见体温高达41℃以上、体胖、面白、舌淡、脉疾无力、麻疹难出或伴烦躁昏迷、抽搐厥冷者，余初皆以透疹清热治之，先后治疗 7 例皆亡。后见《中医杂志》报道，此乃阳虚疹陷，当用人参、附子、鹿茸等温阳扶正以托疹，余仿效之。以后经治十几例皆愈。

患儿体胖、面白、舌淡，乃为阳虚之征。脉数疾无力，亦属阳气馁弱。透疹、清里复损其阳，犯虚虚之戒。导致误治的缘故，在于误认为体温如此之高，必是热盛无疑，以致造成不应有的死亡。痛定思痛，始悟辨真假寒热，不在于身热烦躁、贪凉喜冷、脉数大等，而是重在神色舌质与脉之沉候有力否。这点原无新奇可言，前辈早有明训。治病之难，难在识证，读书不求甚解，浮光掠影，浅尝辄止，难免沦为庸医俗子。

1984 年 3 月，曾治一 79 岁老人刘某，男，高热 39℃以上达两月余。住某医院，初诊肺炎，予多种抗生素并配合激素、输液，体温不退。后于痰中 7 次找到癌细胞，并经气管镜检查，确诊肺癌，出院回家，准备后事。老人面色晦暗无华，舌淡且润，脉数大无力，口中灼热喜冷饮，咳嗽呕吐，气短心悸，膝以下凉。因有以往之教训，患者脉数身热，当为阴盛

格阳所致，故予参附理中以回阳，吴茱萸面敷足心以引热下行。历半月热渐降，但稍劳后辄有低热。此乃"阳气者，烦劳则张"，宗甘温除热法，予补中益气汤加肉桂，又经月余热除。

"治病必求其本"，乃尽人皆知，但有不少疑难重证，其本往往难辨。如何求本？重在脉、舌、神色，尤以脉象为最。李士材说："辨证之法，首重于脉；辨脉之法，以沉候为准。"吾师陈慎吾亦说："脉可定性。"诚为经验之谈。我认为脉无假，在于如何分析辨认。脉不仅要正看，还要反看，阳中求阴，阴中求阳。辨脉之法，固以沉候为准，然沉候之中，以尺为根。肾乃元阴元阳之所居、生命之所系，于此紧要之处，当细心体会。

二、血崩止涩不效例

1965年曾治血崩案，王某，39岁。月经素不调，闭经4个月后，因劳累而见红，血涩少且暗，少腹寒痛且胀。自饮酒以通经，翌日血涌成崩，顺腿流至足，棉裤濡湿。登圊蹲下则血注盈碗，瘀块甚多。血涌一阵则腹痛缓，数小时后复痛，舌质稍暗，两脉皆弦。西医诊为功能失调性子宫出血。曾用止血剂及刮宫术而未止，转诊于中医。因其脉弦、腹胀痛，诊为肝郁不舒，冲任不固。予丹栀逍遥散加藕节炭、生地炭等，两剂血不止，复加阿胶亦罔效。思其腹痛甚，血色暗且有块，当为瘀血阻滞经脉，血不循经而致崩。姑予少腹逐瘀汤一剂，血竟止。

血崩一症，习以止血为先务，余临证亦遵此常法，然屡有不效者。虽知有逐瘀止崩一法，然恐出血反剧，故畏而不用。昔用炭类或固涩剂止血，虽能取效于一时，然终难以根治，徒使瘀血加重，反复发作。经治该例始感逐瘀治崩确有卓效。后经反复实践证明，因瘀血致崩者，逐瘀不仅无促进出血之弊，反能迅速达到止痛止血目的。盖瘀血一去，血自归经，不止血而血自止，此即治病必求其本之谓。余临证应用时，以少腹疼痛、血暗有块、舌暗瘀斑、脉弦或涩等四项为指征，四项之中，尤以少腹疼痛为主，疼痛愈重，则瘀血诊断愈明。其痛可呈胀痛、寒痛、挛痛、绞痛等。"通则不痛，不通则痛"，故疼痛为必有之症，即使脉舌等瘀血指征不著，只要少腹痛甚，亦可诊断为瘀血，此时放手用活血化瘀法，不必顾忌踌躇。若少腹不痛，或仅有隐隐作痛者，虽血暗有块，亦不可贸然进活血化瘀之品。余曾治一漏证，因腹痛绵绵，血暗有块，施活血化瘀法后，血量陡增。自此知瘀血之指征，不重在血暗有块，而重在腹痛。临床单纯血瘀者寡，兼夹者多，须与其他治法相伍而用。

三、火郁误作阳虚例

1963年曾治一武姓产妇，产后恚怒致头痛、心悸，肢冷畏寒，厚被热炕犹觉周身冰彻。面色青白，舌质略红，脉沉弦兼有躁象。余以为产后阳虚，迭进四逆、参附之剂，附子渐增至一两半，经旬畏寒不解，反增神识昏昧。百思不解，束手无策，转院治疗四月方愈。嗣后数年，见《医家心法·诊法》曰："怫郁之脉，大抵多弦涩迟滞，其来也必不能缓，其去也必不肯迟，先有一种似数非数躁动之象。"又《四言举要》曰："火郁多沉。"沉而见躁，正是火郁之脉，此时方悟武某当是火郁之证。恚怒气滞，阳郁不达，故脉沉肢冷畏寒，郁火冲激于内而脉躁，郁火上冲而头痛，扰于神明而心悸。本当疏解郁结，宣透郁火，误为阳虚，滥用附子回阳，助其郁火，转致昏昧，皆因不明火郁之理。

四、鼻衄凉血无功例

1961年毕业实习时，于同仁医院曾治一鼻衄患者，屡用凉血止血而不效，陆石如老师于吾原方中加桑白皮15g，两剂衄止。惊问其故，陆师讲述名医孔伯华一医案：某中药铺掌柜，鼻衄断续百日未瘥，犀角、羚羊角、牛黄、三七等，遍尝罔效，孔老先生重用桑白皮一味而止。盖肺开窍于鼻，气有余便是火，气逆则血溢。桑白皮功擅泻肺降气，气降则火息，气顺则血宁。药虽一味，颇切医理。叹服前辈功底之深厚，临证方有巧妙之构思。余谨记师言，临证以来，凡遇鼻衄出血不止者，常独用桑白皮一味，或佐清热之品，其效颇著。如：田某，女，31岁。一月来鼻干口渴，突然鼻衄，顷刻盈盏。查鼻示小动脉破裂，急用肾上腺素溶液纱布填塞，血倒溢口内。予局部冷敷、肌注止血药，血虽减仍未止。急煎桑白皮 30g，2 小时 1 服，5 小时后血止。次日取出充填物，未再出血。

以上四则，乃愚者一得，原无新意，既无诲人之意，亦无窃慰之心。许多东西都需几经挫折，方稍有所悟。医乃济世救人之术，必须刻苦钻研，广闻博识，勤于实践。理论功底深，临证方能触类旁通；勤于实践，方能对中医理论真正有所领悟，二者不可偏废。欲提高临床疗效，必须切实以中医理论为指导，才能使辨证论治生机勃勃，左右逢源。

论"火郁发之"

"火郁发之"，首见于《素问·六元正纪大论》。郁者抑遏之谓，发者发越之意。即火热之邪被郁遏于内，当发而越之，以返其本然之性。火郁非一病之专名，乃是一系列病证的共同病理基础，囊括的范围相当广泛。因火与热同性，故火郁又常称为热郁。

一、火郁的病因病机

郁火何来？乃阳气被郁化而为火。阳气为人身之正气，升降出入，循行不已，温煦五脏六腑，四肢百骸，神明变化所由生焉，乃立命之本。一旦气机郁遏不达，则出入废、升降息，阳气不能循行宣发，失其冲和之性，则郁而化火，此即"气有余便是火"之谓。故费伯雄曰："凡郁病先气病，气得流通，何郁之有？"

气机何以被郁？其因有四：一为外邪阻遏，气不畅达；二为七情所伤，气机郁结；三为正气虚馁，无力出入升降；四为饮食劳倦，戕伤脾胃，升降悖逆，阳郁不达。故凡能影响气机的升降出入者，皆可导致阳郁化火，而成火郁。

二、火郁的临床特征

火郁证的临床表现很复杂，由于致郁因素不同，所郁部位有异，郁闭程度不等，正气强弱之别，兼杂邪气之殊，因而表现得纷纭繁杂。尽管千差万别，但由于都具有火郁于内这一共同病理基础，故临床表现有其共性可循。火郁于内，则内里表现一派热象；阳郁不达，外失阳气温煦而现一派寒象。

平脉辨证相濡医论（第二版）

（一）脉

《四言举要》云："火郁多沉。"《医家心法·诊法》亦云："怫郁之脉，大抵多弦涩凝滞，其来也必不能缓，其去也必不肯迟，先有一种似数非数躁动之象。"沉而见躁者，为火郁证之典型脉象。若郁闭极重者，亦可见脉迟、脉厥，但此时必有一派火热内郁之象，或渴欲饮冷，或口秽喷人，或躁狂惊厥，或腹坚满痛，二便闭结，舌红干敛，苔黄起刺等。脉症合参，不难与虚证、寒证相鉴别。若火郁轻者，热邪已有外达之势，脉可由沉而浮起，但沉取必不见虚，仍有数疾或躁动之感。

（二）舌

火邪郁闭，不能外达而上冲，一般可见舌红。由于火郁轻重不同，舌红程度亦有差异。轻者舌无明显改变或仅舌尖红；重者则见舌质全红，或舌前部散在红点，晶莹突起如粟状；再重则见舌深红而少津；极重者则见舌绛紫而干敛。干枯瘦敛之因，一是升降失司，津液不能上承；二是火热内蕴，耗伤津液阴血。舌绛紫是由于气结火郁，导致血行瘀滞而然。若由于湿浊壅滞，阻遏气机而致热郁者，当舌红苔腻，或白或黄，或由腻转干，依其湿浊化热的程度而异。

（三）神色

热郁者呈心烦少寐，愦愦无奈，或谵语、狂躁、神昏。若因湿遏热伏者，可神情呆滞、嗜睡、朦胧。郁热上冲则面色赤，郁重者面色青紫，或赤或青，总有一种热郁不达而暗滞之感。

三、火郁证治

"火郁发之"，王冰以汗训发，发之固然包括汗法，然其意远比汗之要广。火郁证的治疗关键在于宣畅气机，使所郁之火能够发越透达。张景岳形象地比喻为："如开其窗，揭其被，皆谓之发。"因火郁证候表现非常复杂，兹从伤寒、温病、内伤角度扼要论述其证治。

（一）伤寒

风寒外束，阳郁于内者，当辛温表散，如麻黄汤、葱豉汤、柴葛解肌汤、荆防败毒散等，皆可解风寒在表之郁热。热结阳明者，因热郁于内而身热，腹灼热如焚，阳郁不达四末而热深厥深，由腕至肘，乃至通身皆厥。热为阳邪，主动，上冲则面赤、头痛、头汗、目赤；扰心则烦躁、狂乱、昏谵；迫肺则咳喘、咯血；下趋则下利、小便赤涩，迫津外泄则濈然汗出；迫血则为斑疹、失血。以承气汤通下，逐其热结，疏通气机，使阳郁得伸，津液得布，郁热自除。

热郁少阳者，由于邪阻半表半里，少阳之枢机不畅，阳郁于里而外寒，内见口苦、咽干、目眩、胸胁苦满等。待阳气蓄而转强，乃得一伸，伸则由寒而热，故少阳证见寒热往来。可予小柴胡汤和解表里，调畅胆郁，复其本然之性，郁热随之而解。阳郁而肢厥者，以四逆散疏通气机，阳伸厥回。

（二）温病

温病的本质是郁热，卫气营血皆然。

温邪犯肺，肺郁不宣，卫阳不布而发热者，主以辛凉宣透，如银翘散、桑菊饮等，肺气宣则郁热透。

传入气分，热郁胸膈者，主以栀子豉汤宣泄郁热，栀子清肺泻郁火，豆豉宣郁透郁，一宣一泄，辛开苦降，为热郁上焦之主方。热灼胸膈者，主以凉膈散宣畅气机，透发郁热；热邪壅肺而喘咳者，主以麻杏石甘汤宣肺透热；热郁少阳者，主以吴氏黄连黄芩汤（《温病纵横》）宣展气机，透邪外达。尚有白虎汤证，其脉洪无沉象，但仍属郁热，只是郁闭程度较轻，已有外达之势，故用白虎辛凉重剂以因势利导，达热出表。

热陷营分，务使营热透转气分而解。痰热互结者，可予犀角、生地黄、连翘、郁金、菖蒲等，重者"须牛黄丸、至宝丹之类，以开其闭"。三宝中皆有香窜之气药，开郁通窍，透邪外达。热陷心包与瘀血搏结者，当于清心开窍方中加入活血化瘀之品，以祛其壅塞，宣展气机，如琥珀、丹参、桃仁、牡丹皮等。湿热熏蒸，痰浊蒙蔽心包者，当祛痰化浊，辟秽开窍，如至宝丹、菖蒲、郁金、银花露等芳香之品，使气机展布，邪方得透。热陷心包兼阳明腑实者，上则痰热胶结闭窍，下则浊热熏蒸，交相为患，急以牛黄清心丸，清心通腑，开窍透热。

热入血分，较营分郁热更为深重，故凉血同时仍要透热，叶天士所云凉血散血，散血意在散血中伏火，血活瘀去，气机得畅，热邪方能外透。如犀角地黄汤中之牡丹皮、赤芍，皆能散血中伏火。

综上所述，温病的本质是郁热，故不论卫气营血各个阶段，都必须贯穿透邪外达的原则。

（三）内伤

内伤火郁，主要见于肺、脾、心、肝。火郁于肺，肺失宣降，气逆而为咳喘、寒热、胸闷作痛；火郁于肝，肝失疏泄，症见头痛眩晕，口苦吞酸，胁痛易怒；火郁脾胃，升降失司，阳郁不升，阴火内炽，症见身热倦怠，劳则益甚，脘腹胀满，心悸气短，呕吐不利；火郁于心，心神不宁，症见少寐多梦，心烦躁扰，惊狂昏谵，或口舌生疮，斑疹疮疡。

内伤火郁，治方甚多。火郁于肝者，当调其气机，疏解肝郁，主以逍遥散。吴仪洛曰："凡肝胆两经郁火……俱宜此方加减治之。"《医贯》更以五行相因之理，以逍遥散一方治木郁而诸郁皆愈。故内伤而致火郁者，逍遥散乃为要方。若过食生冷而脾阳郁遏化热者，宜升阳散火汤等，升发清阳，阳升郁散热自除；脾虚下陷，清阳不升，阴火上乘，身热心烦者，宜补中益气汤，补中升阳，甘温除热。由此可知，内伤郁热多从肝脾调治。

历代治火郁之大家，如朱丹溪擅调肝，李东垣长升阳。清代杨栗山之升降散亦为治火郁之良方，外感内伤，诸多火郁，皆可用之。方中僵蚕、蝉蜕升清化浊；姜黄行气活血散郁；大黄通下降火，诸药合用，升降相循，条达气血，使气机宣畅，火郁发越。因湿遏火郁者，加藿香、佩兰、菖蒲、半夏、杏仁、蔻仁、薏苡仁等；温邪袭肺致火郁者，加豆豉、栀皮、连翘、薄荷、牛蒡子等；肝气郁结致火郁者，加代代花、玫瑰花、绿蕚梅、川楝子等；血瘀而致火郁者，加牡丹皮、紫草、赤芍、茜草等；痰热蕴结火郁者，加瓜蒌皮、川贝、荆沥膏、竹茹、黄连、半夏等；郁火灼伤津液者，加芦根、茅根、天花粉、麦冬、石斛等；火郁重者，加栀子、黄芩、连翘、黄连等；食滞郁火者，加鸡内金、山楂、神曲、麦芽、炒枳壳、焦槟榔；火郁作泄者，合葛根芩连汤；肝经郁火上扰者，加钩藤、白芍、桑叶、菊花、苦丁茶、生石决明、羚羊粉等；气虚火郁者，加黄芪、党参、升麻等。余皆遵而用之，随症加减，其效颇佳。

探讨火郁发之，意在指导临床，务在展布气机，使郁火得以透发。切不可一见火郁，动辄苦寒降泄，易冰伏气机，反致热炽。吾师赵绍琴曾说："治火郁，要想法抖落开，郁结一解，其热自散。"话虽浅显，其理至深，细心体验，大有裨益。

宣展气机解郁透邪为治疗温病之要义

——学习赵绍琴老师阐发温病理论的心得

赵绍琴老师出身中医世家，自幼秉承家学，精研医理，行医五十余年，经验宏丰，医道精邃，对温病造诣尤深。赵老师治温病，着眼于气机的升降出入，重视展布气机，透邪外达，每获奇效。下面试从叶天士关于卫气营血各阶段的治则，对赵老的温病学术思想加以探讨。

一、在卫汗之可也

关于"汗之可也"，一般皆理解为汗法，独赵老认为："汗之绝非用发汗之法，它不是方法，而是目的。"

温邪最易伤阴，发汗法又每易劫伤阴液，致邪热内陷，所以温病大家都谆谆告诫温病忌汗。吴鞠通曰："温病忌汗，汗之不惟不解，反生他患。"并于《温病条辨·汗论》中说："温热病断不可发汗。"叶氏于《幼科要略》中亦说："夫风温春温忌汗。"又于《临证指南医案·卷五》中指责以汗法治温病者："温病忌汗，何遽忘也？"以汗法来解释"在卫汗之可也"，显然与温病治则相抵牾。

治疗原则的错误，反映了对温病的邪气侵袭途径、病机、病位、本质等一系列基本理论的认识错误。发汗法是邪袭肌表的一种治疗方法。风寒闭郁肌表，卫阳被遏而发热，皮毛失于温煦而恶寒，表气不通而头身痛。治当解表发汗，祛其在表之邪。假如温病的卫分证也用发汗法来治疗，那么温邪袭入的途径就必然也是由肌表而入；产生寒热头痛等症的机理，也必然是邪闭肌表，卫阳被遏。这与"温邪上受，首先犯肺"的温病理论相矛盾，与伤寒的治法亦无"大异"可言。

有人争辩曰："温病忌汗，是忌辛温发汗，不忌辛凉发汗。"辛温发汗固然当禁，而辛凉发汗毕竟未超出汗法范畴，亦在当禁之列。

关于卫分证的病机，有人辩之曰："肺主气，其合皮毛，故云在表。邪犯肺或犯表是一致的，并不矛盾。"温邪由口鼻而入还是由肌表而入，是两个不同的途径；邪犯肺之寒热与邪犯肌表之寒热，是两种不同的病机，绝不能等同。若皆施以汗法，显然是错误的。

赵老师指出，卫分证的实质是郁热，这就明确地揭示了卫分证的本质。因肺主一身之气，卫气的宣发，津液的敷布，皆由肺气所主，当温邪由口鼻而入侵袭于肺，则肺气郁，卫气不宣，津液不布。卫阳郁遏而发热，不能达于肌表而恶寒。这种寒热虽与表证相似，但病位、病机不同，故实非表证。正如杨栗山所说："在温病，邪热内攻，凡见表证，皆里热郁结，浮越于外也，虽有表证，实无表邪。"由此可见，卫分证的实质是一种郁热，其病位在肺而不在肌表。

既然是一种郁热，就应该遵循"火郁发之"的原则进行治疗，妄用汗法，乃诛伐无过。吴鞠通云："病自口鼻而入，徒发其表亦无益。"欲使肺中郁热得以透解，关键在于开达肺郁，舒展气机，使郁热有透达之路。《金寿山论医集》曰："全部《温热论》精神，一方面是透邪外达，另一方面是扶正存津。"这是很有见地的高度概括。

上述问题的探讨，不是纯理论之争，而是直接关系着临床实践。临床治疗温病初起的卫分证，易见两种错误倾向：一是以汗法治疗，往往造成津伤热陷；一是过于寒凉，致使气机冰伏，郁热不得透达，反逼邪内陷。翟文楼曰："温虽热疾，切不可简单专事寒凉。治温虽有卫气营血之别，阶段不同，方法各异，但必须引邪外出。若不治邪，专事寒凉，气机闭塞，如何透热，又如何转气？轻则必重，重则无法医矣。"章虚谷亦告诫曰："始初解表，用辛不宜太凉，恐遏其邪，反从内走也。"金寿山说："上海已故名医夏应堂先生，连翘常用，而银花则以清热解毒为主，大多用于热象显著兼有喉痛赤肿等症，否则尚嫌太凉。"一味金银花尚且如此谨慎，漫用芩、连、膏、知、紫雪安宫宁不畏乎？

现代名医蒲辅周对治疗温病造诣颇深，他在《中医治疗重症肺炎 44 例临床报告》一文中说："以桑菊饮加味，共治疗 9 例，均表现高热嗜睡。7 例高烧 40℃以上（其中 1 例合并昏迷抽风），2 例高烧在 39℃左右，9 例无 1 例死亡，均于连服两剂后，烧退而症状好转以至痊愈。"这个经验很值得重视。桑菊饮看似平淡无奇，但因其轻灵透达，能宣解肺郁，不仅可治温病初起之轻症，即使高热、喘促、昏迷、抽搐，只要卫分证仍在，用辛凉宣透之法，皆可取得显著疗效。此即"治上焦如羽，非轻不举"之谓。赵老曾说："韩一斋赢别人，就赢在豆豉上。"为何他医棘手之疾而韩氏能应手而效？豆豉为何有偌大之功效？揣度其理，在于宣透耳。豆豉味辛，能宣上焦郁热，透邪外达。他医滥施寒凉，冰伏气机，而韩氏反其道，转用宣透，故应手而效。

既然温病忌汗，那么，"在卫汗之可也"又当如何理解呢？赵老说："汗之，是目的，而不是方法。"意即卫分证经过辛凉透解后，汗出来就可以了。显然"汗之可也"指的是治疗目的，也可以说是使用辛凉宣透剂的火候。

另外，从桂枝汤的服法上，亦可给"汗之可也"并非汗法这一见解提供佐证。桂枝汤服法云："若一服汗出病差，停后服，不必尽剂，若不汗，更服依前法，又不汗，后服小促其间……若不汗出，乃服至二三剂。"继续服用和停止服用桂枝汤的指征，都是以汗出为依据，与"汗之可也"理出一辙。

所谓"汗之可也"之"汗"，是指正汗，正汗的标准有四：微似汗出、通身皆见、持续不断、随汗出而热衰脉静，此即正汗。正汗的出现，必须具备两个条件：一是阴精的敷布，二是阳气的蒸化。正如《内经》所云："阳加于阴谓之汗。"吴鞠通亦说："汗之为物，以阳气为运用，以阴精为材料。"阳施阴布，方可作汗。卫分证之无汗，是由于肺气郁，阳气郁遏，津液不敷所致。当施用辛凉宣透后，肺郁得开，阳布津敷，自然溱溱汗出。临床见此汗，可推断肺郁已解，至此即"可也"，勿再过剂。这就是测汗之法，也是"温病忌汗，又最喜汗解"的道理。

诚然，卫分证多有自汗，此乃邪汗，因热郁较重，迫津外泄而自汗。既有自汗，是否仍须宣透？答曰：仍须宣透。恰如太阳中风证本已有汗，然仲景仍孜孜以求汗。已有之自汗乃邪汗，孜孜以求者乃正汗。卫分证自汗仍予宣透者，亦求其正汗耳。邪汗的特征，恰与正汗相对，往往为大汗而非微汗，阵阵汗出而非持续微汗，头胸部多汗而非遍体微汗，汗出热不衰脉不静。故见邪汗时，只要卫分证仍在，就要辛凉宣透，直到邪汗退，正汗出，即标志肺郁已解，卫分证将罢，此即"汗之可也"。

测汗，是热病中据汗以测病情转归的重要方法，首载于《吴医汇讲·温热论治》，曰："救阴不在补血，而在养津与测汗。"据以测病之汗，就是指正汗，"测汗"与"汗之可也"是一个问题的两个方面：一方面是指使用辛凉宣透剂的火候，正汗出来即可；另一方面是指见到正汗，就可据以推断病情转归。从测汗法亦可佐证"汗之可也"是目的而不是方法。

当然，测汗一法不仅适用于卫分证，对气分、营分、血分各阶段乃至伤寒三阳证亦皆适用。当热结胃肠而灼热无汗、肢厥脉沉时，逐其热结，气机通畅，阳布阴敷，往往可见遍身漐漐汗出。据此汗就可断之为里和表解矣。当热陷营血而灼热无汗时，清营凉血之后亦可见正汗出，据此可推断气机已畅，营血郁热已然透转。当阴液被耗而身热无汗时，养阴生津之后亦可见正汗出，这正是阴液来复的表现。金寿山云："大多数温病须由汗出而解……在气分时，清气分之热亦能汗解。里气通，大便得下，亦常能汗出而解。甚至在营分、血分时，投以清营凉血之药，亦能通身大汗而解。"

假如说辛凉宣透之剂还因辛能散而涉发汗之嫌，那么大承气汤、清营汤、犀角地黄汤、加减复脉汤等，则绝无发汗作用，但服后仍可汗出，这正是邪退正复，气机通畅的结果，与"汗之可也"之理相同。正如章虚谷所说："测汗者，测之以审津液之存亡，气机之通畅也。"若删去测字，不仅湮没了叶氏这一重要学术思想，也使叶氏的这段原文"反而晦涩费解"。

二、到气才可清气

"到气才可清气"是指使用清气法的指征，邪在卫尚未到气，早用寒凉清气则冰伏气机，热已入营血而仍固守清气法，则徒伤其正而无助驱邪。即使邪在卫气之间，赵老亦认为"一定以卫为主，必须疏卫同时清气，决不能以清气分之热为主。"疏卫为主，正是为了保证郁热外达之路通畅。

气分证虽正邪抗争剧烈，然其本质仍属郁热。赵老说："清气法之用寒凉，应注意寒而不涩滞，以利于郁热外达。"既属郁热，就应于清气热同时，贯穿透邪外达的原则，否则纯用寒凉沉降，易使气机闭塞，热不得透，或逼热内陷，致生痉厥之变。因气分证型颇多，所以具体运用透达方法时又各有不同，兹择要列举之。

热郁胸膈者，因胸膈乃心肺所居，肺主气属卫，心主血属营，故邪在上焦者，可见卫气营三个阶段的病变。胸膈之气热，外可达卫由肌表而解，内可陷入心营。热扰胸膈之心烦懊侬，已露气热入营之端倪。当此之时，务在疏泄胸膈之气机，使郁热外达，庶不致转而内陷，逼乱神明，主以栀子豉汤。栀子清泄郁热，豆豉宣郁透邪，辛开苦降，一宣一泄，为郁热上焦之主方。叶氏尝用栀子皮代栀子，更宜宣泄。余常以升降散合栀子豉汤，夹痰热者加瓜蒌，夹湿者加杏仁、藿梗，夹瘀者加丹参、紫草。无论热病杂病，凡见胸膈窒闷、烦躁不安者，皆可用之。热灼胸膈者，郁热已甚，热灼胸膈而身热烦躁、胸膈灼热；热下移大肠，闭结肠腑而便结。主以凉膈散，方中薄荷、连翘、竹叶宣透郁热；芒硝、大黄逐热结，祛其壅塞。气机宣畅，胸膈郁热自可透达而解。

热邪壅肺者，肺气为热邪壅遏不得宣降，气逆而为咳喘，气机窒塞而胸痛。主以麻杏石甘汤，清宣肺气，止咳平喘。麻黄配以石膏，则专于宣肺平喘而不发汗；石膏清肺胃之热，伍以麻黄则专于清肺，一清一宣，凉而不遏，更增杏仁以降气，该方仍贯穿着透达的原则。

气分无形热盛者，实质仍是郁热，唯汗出、肌热、脉洪等，乃里之郁热已有外达之机，主以白虎汤。吴鞠通称："白虎本为达热出表。"可见白虎汤证依然属郁热。至于热结肠腑的承气汤证，乃热结阻塞气机，阳气不得宣发，故肢厥脉沉。以承气逐其热结，郁解气畅，厥回脉复。承气之逐热结，亦寓解郁透邪之意。

总之，从气分证各型来看，本质皆为郁热，清热固属正治，但须贯穿透邪外达的原则，正如吴锡璜所云："治温病虽宜凉解……宣透法仍不可少。"

三、入营犹可透热转气

营分证的实质仍属郁热，其郁闭程度较气分证更甚，气热陷营原因有二：一为营阴素亏，邪热易陷；一为邪气壅遏，逼热内陷。导致气机闭塞的邪气，有痰湿、食积、瘀血、热结等。透热转气之关键，务在祛其壅塞，展布气机，使营热透转气分而解。赵老说："只要排除气营之间的障碍，如痰热、湿浊、食积、瘀血、腑气不通等所致之气机不畅，就可以达到营热顺利地转出气分而解的目的。"具体通转方法，当依邪气不同而异。如"从风热陷入者，用犀角竹叶之属；如从湿热陷入者，犀角花露之品，参入凉血清热方中"；"舌绛中夹秽浊之气者，急加芳香以逐之"；"舌纯绛鲜泽者"，用菖蒲、连翘、郁金豁痰开窍；瘀热相搏者用琥珀、丹参、桃仁、牡丹皮等；"若平素心虚有痰者"，须用牛黄丸、至宝丹之类以开其闭。这类药物皆具透热转气之功。

赵老还提出，营热透转气分的指征有五：神志转清；舌质由绛变红；舌绛无苔转为有苔；脉位由按部转到中部；脉象由细数变为软滑或徐缓。据此，说明营热已透转气分，邪去阴复，可遍体微似汗出而愈。赵老对透热转气的精湛理解，确为毕生经验之谈，很有临床指导价值。

四、入血直须凉血散血

热入血分，虽较营分证更加深入一层，热郁更甚一层，然举血可以赅营，营血之病机证治多有雷同，可以互参。

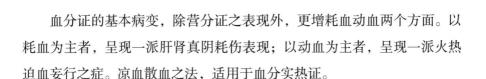

血分证的基本病变，除营分证之表现外，更增耗血动血两个方面。以耗血为主者，呈现一派肝肾真阴耗伤表现；以动血为主者，呈现一派火热迫血妄行之症。凉血散血之法，适用于血分实热证。

血热固当凉血，但血分证的出血，不仅是因于邪热迫血妄行，还因瘀血阻滞，血不循经，瘀热相合。瘀血的形成，是由于热邪煎烁阴血，血浓稠而滞泣，致瘀阻血脉，闭塞气机。气机不畅，则热邪郁遏不得外达，所以凉血的同时须佐以散血。

散血，不仅可活血化瘀，防凉血药物之凝滞，且可散血中伏火，畅达气机。瘀血散，气机畅，血分之热方能外达。试观犀角地黄汤中之牡丹皮、赤芍，皆能散血中伏火，祛其壅塞，透热外达。据临床所见，热入血分而迫血妄行者，鲜有热邪纯在血分而不涉气营者，往往气营血同病，热邪燔灼三焦，余素以清瘟败毒饮为主方，其效颇著。

综上所述，可得出如下结论：

1.温病本质是郁热，卫气营血皆然。

2.治疗温病必须贯彻展布气机、透邪外达的原则，不可徒执清热养阴，遏伏气机。

3."在卫汗之可也"绝非汗法，它是目的而不是方法。

4.透热转气具有广泛含义，凡能祛其壅塞、展布气机，使营热透转气分而解之诸法，皆属透热转气之范畴。

赵老师精于温病，见解透辟深邃。笔者受老师启迪，略有所悟。然或有谬解亦未可知，陈之以就正于同道。

关于温病若干理论问题的探讨

温病学的形成，无疑是中医发展的一个里程碑。但其中颇多疑窦，致使后人论争不休。如寒温关系问题；为何温病忌汗又最喜汗解；何以温病下不嫌早；何谓温热虽久，在一经不移；究竟有无伏气温病等。这一系列问题的解决，皆取决于对温病本质的认识。

一、温病的本质

温病的本质是郁热。所谓郁热，乃热邪郁伏于里，不得透达而解。除温病后期真阴耗损者外，卫气营血各个阶段，只要有邪热存在，其本质概属郁热。

温病初起的卫分阶段，其本质已然属郁热。何也？"温邪上受，首先犯肺。"温邪自口鼻而入，病位在肺，属里属内，而不在肌表皮毛。肺为温邪所袭，肺气郁，失于宣发，气机不畅，温邪郁而化热，于是形成郁热；卫阳不宣，外失阳之温煦而恶风寒，这就是温病初起卫分证属郁热的机理。

卫分证虽亦属表，但与伤寒之太阳表证不同。太阳表证是风寒袭表，邪在肌表，当汗而解之；而卫分证是温邪袭肺，肺合皮毛，虽现表证，然肌表无邪，故温病忌汗。正如吴鞠通所云："肺病先恶风寒者，肺主气，又主皮毛，肺病则气郁，不得捍卫皮毛也。"杨栗山说得更加明确："在温病，邪热内攻，凡见表证，皆里热郁结，浮越于外也。虽有表证，实无表邪。"

温病属郁热者，非独卫分，气、营、血分证亦然。热邪深传，热郁更甚，热深厥亦深，脉亦转沉伏。气分证中的白虎汤证，虽有壮热、大汗、脉洪大等象，然其本质仍属郁热，所用之白虎汤为辛凉重剂，辛以开郁，

平脉辨证相濡医论（第二版）

"达热出表"，唯其郁伏较轻而已。

温病初起即与伤寒受邪不同，病位各异，治法相殊，本质有别。纵使在病程某一阶段有相同处，毕竟各自规律不同，焉能将二者相混，合之又有何益？

二、温病忌汗又最喜汗解问题

由于温病初起即属郁热，邪热在肺而不在肌表，非汗法所宜，故温病忌汗。吴鞠通曰："温病忌汗，汗之不惟不解，反生他患。"叶氏于《幼科要略》云："夫风温春温忌汗。"

既然温病忌汗，何以叶氏又云："在卫汗之可也？"此汗，非汗法，而是测汗法。测汗，是据汗以测病情转归的重要方法。

测汗一词，首见于叶氏《吴医汇讲·温热论治》："救阴不在补血，而在养津与测汗。"王孟英未解其意，改为"救阴不在血，而在津与汗"。谬将测字删去，不仅湮没了叶氏测汗法这一重要学术思想，也使原文"反而晦涩费解"。

据以测病之汗乃指正汗。所谓正汗，其标准有四：微微汗出、通身皆见、持续不断、随汗出而热衰脉缓。四者相关，不可分割。

测汗一词，虽为叶桂首倡，然其理论渊源却出自《伤寒论》。太阳中风本自汗，然仲景于桂枝汤将息法中五次言汗，孜孜以求者乃正汗。仲景所求之汗为"遍身漐漐，微似有汗者益佳，不可令如水流漓"。此即正汗的标准。据此汗以判断病情转归，以决定是否继服桂枝汤。于麻黄汤、葛根汤等方下，俱言将息如桂枝汤法，可见测汗法广为应用。

正汗出现的机理有二：一是阳气的蒸化；一是阴精的敷布，此即"阳加于阴谓之汗"。卫分证因肺气郁，卫不宣，津不敷，故而无汗；热郁而伸时，又可迫津外泄而自汗。待予辛凉之剂清透后，正汗乃见。据此汗，可推知肺郁已解，气机畅达，郁热得透，阳施阴布，其病乃愈。这就是温病忌汗又最喜汗解之理，也即叶氏所说的："在卫汗之可也。"正如赵绍琴所说的："汗之，是目的，而不是方法。"

测汗法不仅适于卫分证，对气、营、血各个阶段尽皆适用。当热结胃肠而壮热无汗、肢厥脉沉时，用承气汤逐其热结，往往可见遍身漐漐汗出，脉起厥回。这正是由于热结已解、气机通畅、阳施阴布之结果，据此汗可推知已里解表和矣。当热陷营血而灼热肢厥无汗时，清营凉血之后亦可见正汗；当阴液被耗而身热无汗时，养阴生津之后，亦可见正汗，此为阴液来复之表现。金寿山云："大多数温病须由汗出而解……在气分时，清气分之热亦能汗解；里气通，大便得下，亦常能汗出而解；甚至在营分、血分时，投以清营凉血之药，亦能通身大汗而解。"假如说辛凉之剂因辛能散而涉发汗之嫌，那么承气汤、清营汤、清瘟败毒饮、加减复脉汤等，绝无发汗作用，服后反可汗出，这正是邪退正复、气机通畅、阳施阴布之结果。恰如章虚谷所说："测汗者，测之以审津液之存亡，气机之通塞也。"

三、温病下不嫌早问题

　　温病既为郁热，当遵"火郁发之"。王冰以汗训发，失于偏狭。发之，固然包括汗法，然其含义远比汗法要广。凡能祛其壅塞，展布气机，使郁伏之热得以透达而解者，皆谓之发。如热郁因外邪者当散，因气滞者当疏，因热结者当逐，凡此，皆可谓发。热郁于里者，及早下之，恰是给邪以出路。纵有表证者，亦不虑下早而邪陷，因温病热本在里而不在表，何虑邪陷。若已然下利者，亦当下之，因此种下利乃里热下迫使然，下之热去利自止，此为通因通用。《伤寒瘟疫条辨》之升降散，乃治温15方之首方，大黄独重，温病初起即用，正是给邪以出路。至于热郁气、营、血者，更应早下，逐热外出。

四、温热虽久，在一经不移问题

　　对这一问题，诸家未能阐明。如章虚谷曰："伤寒先受于足经，足经脉长而多传变，温邪先受于手经，手经脉短故少传变。"周学海云："温邪为开，重门洞辟，初病即常兼二三经，再传而六经已毕，故变证少也。"统编教材评价这些解释，认为"理由是不够充分的"。

温病本质为郁热，不论卫气营血，皆是热邪郁伏于里，虽有程度轻重不同，本质并无区别，故称"在一经不移"。

五、伏气温病问题

温病为外感病，邪袭于人，理当自表入里，一层一层地深入。但有些温病，初起却见里热阴伤之证，似与外感病之传变规律有悖。于是创立了伏气学说，借以解释温病初起即里热阴伤病理现象。但此学说破绽颇多，人多非之。其实，依"邪之所凑，其气必虚"的经旨来解释，乃顺理成章之事，何必另立伏气之说，弄巧成拙。伤寒尚有因里之阳虚而寒邪直中三阴，温病何尝不可因里之阴虚而温邪直伤于里。此即哪里正虚，邪即凑于该处。以此理论解释温病初起之里热阴伤，既合经旨，又避免破绽。

六、温病传变规律问题

关于温病传变，历代温病学家提出许多不同规律。主要有吴又可九传学说、叶天士卫气营血传变、吴鞠通三焦传变、柳宝诒六经传变、薛生白的正局与变局传变、杨栗山的气血传变等。虽见仁见智，但各执一说，使后人莫衷一是。

关于温病传变阶段的划分，都必须遵从这样一个共同原则，即当温病在传变过程中，出现不同质的改变，并发生治则的相应改变时，才能列为一个独立传变阶段，便于提纲挈领，指导临床。根据这一原则，愚以为温病的传变，不外气与血两个阶段。仔细分析温病各家的传变规律，皆可以气血传变概括。

1. 吴又可九传学说：吴氏曰："夫疫之传有九，然亦不出乎表里之间而已。"里热为本，表乃里热之标。九传实质，是一个里热问题。在里之热，可分在气在血之不同。

2. 叶氏卫气营血传变：温病初起即邪袭于肺而肺热，肺热当属气分，卫分证乃肺热之标象。正如陈光松云："卫为气之标，气为卫之本。"《幼科要略》亦云："虽因外邪，亦是表中之里。"表证实乃里热使然。可见，卫分证不是一个独立的传变阶段，可统曰气分证。

营分证与血分证，只有程度、症状的差异，没有本质的不同。《温热论》中营血并论而不严格区分，举血赅营。如"心主血属营""营分受热，则血液受劫""再有热传营血"等。所以营分证与血分证不须分列，可统曰血分证。

由上可见，所谓卫气营血传变，实质只有气血两个传变阶段。

3. 六经传变：柳宝诒云："凡外感病，无论暴感、伏气，或由外而入内，则由三阳传入三阴；或由内而达外，则由三阴外出三阳，六经各有见证。"所谓六经传变，无非热邪内郁或外传，此与吴又可九传论相同。《医门棒喝》曰："内热为发病之本，表热为传变之表。"既然表热只是一个标证而已，也就没有独立划为一个传变阶段的必要了，剩下的只是一个里热问题。

4. 薛生白的正局与变局：正局乃湿热证以脾胃为中心，病机为湿热阻遏气机者，性质属气分证。变局为湿热悉已化热、化燥，充斥表里上下，外达少阳胆与三焦，内窜厥阴心包与肝，症见耳聋、干呕或痉厥、动血、耗阴等，其性质属血分证。所以，薛氏的正局与变局传变，其本质仍是气血传变。

在分析前人各种温病传变学说的基础上，笔者认为：温病本质为郁热在里，其传变不外气血两端。气分证当包括叶氏的卫分证与气分证，血分证当包括营分、血分证。虽分气血，但不截然划分，重者多气血相兼而呈气血两燔。

七、温病治则

明确温病本质及传变，目的在于指导临床。温病本质是郁热在里，所以喻嘉言提出："邪既入，则以逐秽为第一要义。"陆九芝更明确经腑两证。经证用白虎、承气两法而不是两方，确有指导意义。白虎乃辛凉重剂，本为达热出表而设。凉以清热，辛以透邪，未脱清透二字。承气法乃苦辛通降，辛以开郁，苦寒清热降泄，亦未脱清透二字。

余以为温病治则不外清、透、滋。既有热邪，故当清之，然有热在气血之分，故清之又有清气与凉血之别。热乃郁热，有郁即当透邪。透邪的原则是祛其壅塞，展布气机。气机畅达，邪热外出的道路通畅，伏郁于里之热邪方能透达而解。所以，在清热的基础上，必须伍以透邪之品。

欲使气机畅达而邪热得透，又必须分辨气机窒塞之因。凡外感六淫、内伤七情、气血痰食、正气虚馁，皆可令气机窒塞，祛除致病之因，气机方能展布，热自透达而解。喻嘉言概括为："上焦如雾，升而逐之，兼以解毒；中焦如沤，疏而逐之，兼以解毒；下焦如渎，决而逐之，兼以解毒。"

解毒意在清热，升、疏、决意在祛其壅塞，展布气机。切中肯綮，要言不烦。杨栗山更明确指出："温病非泻即清，非清即泻。"所谓清，即热者寒之；所谓泻，非专指泻下，而是透泄之意。概括起来，不外清透二字。

温病最易伤津耗液，其治疗核心是保存阴液，故曰："留得一分津液，便有一分生机。"轻者肺胃津伤，多取甘寒清热生津；重者肝肾真阴耗伤，多取甘寒、咸寒、酸寒，甚至血肉有情之品以滋真阴；阴竭阳越者，更伍酸敛潜降之品以固脱。

清、透、滋这治温三字诀，是根据温病本质是郁热而提出的，适用于温病各个阶段。

综上可见，对温病理论、疑窦、治则的认识，关键在于温病本质的认识。当否，以俟明者。

温病忌汗，又最喜汗解刍议

"温病忌汗，又最喜汗解"，为温病学名言，貌似矛盾，实寓奥义。深入领会这一名言，对理解温病的本质、治疗、转归判断等一系列问题将大有裨益。

一、温病何以忌汗

"在卫汗之可也"，是叶天士提出的温病初起卫分阶段的治疗法则。有人认为"汗之可也"即汗法，就是用发汗的方法祛除在表病邪。可是吴鞠通明确告诫曰："温病忌汗，汗之不惟不解，反生他患。"于《温病条辨·汗论》中再次强调曰："温热病断不可发汗。"叶氏也否认"汗之可也"是指汗法，他在《幼科要略·风温》中说："夫风温、春温忌汗。"在《临证指南医案》中，指责那些以发汗法治疗温病者说："温病忌汗，何遽忘也？"喻嘉言亦有"治风温不可发汗之律"。

温病何以忌汗？因温病的本质是"郁热"，故而忌汗。叶氏云："温邪上受，首先犯肺"；吴鞠通亦云："温病自口鼻而入"。这就明确指出了温邪侵袭之途径不是由皮毛而入，也不是皮毛、口鼻同时入，而是由口鼻而入。温邪经何途径侵袭人体，是个原则问题，关系到温病的病机、本质及治疗等一系列问题。

温邪自口鼻而入，首先犯肺，肺为温热之邪所伤，失其宣发肃降之职，致肺气郁。卫阳赖肺以宣发，今肺气既已郁，则卫阳郁而不达，阳气郁遏而为热，外失卫阳温煦而恶风寒。这种发热恶寒，似与邪袭肌表者同，实则病机、病位迥异。吴鞠通在解释卫分证恶风寒的机制时说："肺病则气郁，不得捍卫皮毛也。"此即卫分证之病机。这一病机决定了温病初起阶段卫分之本质为"郁热"。

既然卫分证邪不在皮毛、肌表，所以就不得用汗法散在表之邪，正如吴鞠通所云："病自口鼻吸受而生，徒发其表亦无益也。"若妄用汗法发散，或伤其阴，或损其阳，而为内闭外脱之变。这就是温病卫分证忌汗的道理。

或辩之曰"叶氏明言肺主气，其合皮毛，故云在表"，既然在表，法当汗之。非也，此"表"，是指证候的归纳而言。温邪犯肺所引起的寒热等症，依其证候归纳、分类，属表证范畴，但不等于邪在表。关于这一点，杨栗山说得很明确，他说："在温病，邪热内攻，凡见表证，皆里热郁结，浮越于外也，虽有表证，实无表邪。"此与吴鞠通所说的"徒发其表亦无益也"，理出一辙。

既然卫分阶段忌汗，那么叶氏所说的"在卫汗之可也"，又当如何理解呢？所谓"汗之可也"之汗，并非发汗，乃指正汗而言，意即通过辛凉之剂清透肺热，只要正汗出来就可以了。正如赵绍琴老师所说："汗之绝非发汗之法，它不是方法，而是目的。"

温病初起之卫分阶段，因属郁热，尚不可用汗法，那么热邪深传而形成的气、营、血及温病后期的真阴耗损各阶段更不可用汗法，其理当不言而喻。

既然卫分证不可发汗，那么当如何治疗呢？法当"清透肺热"。这一治则，是根据卫分证的本质是"热郁于肺"而确立的。肺中有热，固然当清，但关键在于开达肺郁，舒展气机，使郁热有透达之路。尝见临床治疗卫分证，易出现两种片面倾向：一是以汗法治疗，往往造成热陷津伤；一是过于寒凉，以期截断病势，反致冰伏气机，使郁热不得外达，逼热内陷。瞿文楼曰："温虽热疾，切不可简单专事寒凉。治温虽有卫气营血之别，阶段不同，方法各异，但必须引邪外出。若不治邪，专事寒凉，气机闭塞，如何透热，又如何转气？轻则必重，重则无法医矣。"章虚谷告诫曰："始初解表，用辛不宜太凉，恐遏其邪，反从内走也。"

二、温病何以最喜汗解

既然温病忌汗，又何以最喜汗解？汗者，乃"阳加于阴谓之汗"。必阴津敷布，阳气蒸腾，汗液乃成。吴鞠通据《内经》之意，进一步阐明道："盖汗之为物，以阳气为运用，以阴精为材料。"卫气赖肺以宣发，津液靠肺以敷布。今温邪袭肺，肺气郁，津液不敷，卫气不布，故而无汗。待郁热蓄积而盛时，又可蒸迫津液外泄而为自汗。予清宣肺热之剂后，肺郁解，复其宣发肃降之职，则卫气得布，津液得复，自可汗出。此汗也，乃正汗。正汗的特点，恰与邪汗相对：微微汗出、持续不断、遍身皆见、随汗出而热减脉静。临床见此汗，即可推断肺郁已解，气机畅达，卫气得布，津液得敷，阴阳和调矣。

温病喜汗解者，非独卫分证，气、营、血亦然。气分证中白虎汤证，虽有大汗一症，乃邪热炽盛迫津外泄之邪汗，予白虎汤"达热出表"之后，邪汗渐衰而大汗渐敛，转而可见遍身持续絷絷微似汗，此即由邪汗而转为正汗，病有转机之征兆。若阳明腑实，因热与糟粕相搏结，气机阻塞不通，可见灼热、肢厥无汗，或仅手足濈然汗出。然予承气汤通下后，壅塞除，气机畅，阳可布，津可敷，反见厥回遍身津津汗出，此即正汗。孰能谓承气汤为发汗剂？此乃里解表和、阳施阴布之结果，诚不汗而汗者也。

当热陷营分、血分时，气机闭郁更甚，且热灼阴液，作汗之资匮乏，因而灼热无汗。当透其营热，滋其阴液，使气机畅达，热邪得以透转，阴液得以恢复之后，亦可见遍身津津汗出。据此汗，临床即可推断营热已透转，阴液已恢复。温病后期，津亏液燥而无汗者，待养阴生津之后，亦可见周身微微汗出。临床据此汗而判断阴液已复。温病最喜汗解，实指此正汗而言。正如金寿山所说："大多数温病，须由汗出而解（包括战汗）。在卫分时期，汗出而解者，病势尚轻，在气分时，清气分之热常能汗解，里气通，大便得下，亦常能汗出而解。甚至在营分、血分时，投以清营凉血之药，亦能通身大汗而解。可见得汗为邪热外达的表现。"张锡纯虽未将

平脉辨证相濡医论（第二版）

测汗法升华为理论，但在临床实践中广为应用。他说："发汗原无定法，当视其阴阳所虚之处而调补之。""白虎汤与白虎加人参汤，皆非解表之药，而用之得当，虽在下后，犹可须臾得汗。不但此也，即承气汤亦可为汗解之药，亦视乎用之何如耳。"又曰："寒温之证，原忌黏腻滋阴，而用以为汗之助，则转能逐邪外出，是药在人用耳。"若说银翘散、桑菊饮等尚涉发汗之嫌，那么承气汤、清营汤、复脉汤等，绝无发汗之力，而转能助其汗出者，实赖调和阴阳之功。阴阳和则正汗出。反过来，临床据此正汗，即可推知阴阳已和，病将愈矣，此即测汗法。

测汗法虽由叶氏所创，然溯其理论渊源，乃出自《伤寒论》。观桂枝汤将息法，仲景不以寒热头痛等症的消除为判断病情之依据，而孜孜以求者汗也，桂枝汤证本有自汗，何以复求其汗？盖自汗者乃邪汗也，服桂枝汤后所出之汗，乃营卫和调之正汗。仲景虽未明言测汗，然测汗之理已寓于中。测汗的意义，恰如章虚谷所云："测汗者，测之以审津液之存亡，气机之通塞也。"余临证30年之体验，测汗法确为中医判断外感热病转归的重要客观指征。

升降散及临床运用

　　龚廷贤《万病回春·瘟疫门》有内府仙方一首："僵蚕二两，姜黄、蝉蜕各二钱半，大黄四两，姜汁打糊为丸，重一钱一枚。治肿项大头病、虾蟆病。大人服一丸，小儿减半，蜜水调服，立愈。"杨栗山于《伤寒瘟疫条辨》云："是方不知始自何氏，二分晰义，改分量服法，名为赔赈散。予更其名曰升降散。""炼蜜丸又名太极丸。"改后之升降散为：白僵蚕（酒炒）二钱、全蝉蜕（去土）一钱、广姜黄（去皮）三钱、川大黄（生）四钱，合研匀。病轻者分4次服，最重者分2次服。蜜酒调匀冷服。杨氏将其列为治温15方之总方。蒲辅周先生对升降散倍加赞誉，将杨氏治温15方悉录于《蒲辅周医疗经验》书中。当代名医赵绍琴老师对该方极为欣赏，灵活化裁，应用极广。笔者受赵老师影响，对此方亦多偏爱，应用既多，渐有所悟。余用升降散，主要掌握郁热这一关键，凡有郁热者，不论外感内伤、内外儿妇各科皆用之，不局限于治温的狭窄范围。

　　1. 杨氏应用升降散主旨思想探析：《伤寒瘟疫条辨》将伤寒、温病、温疫并列。伤寒、温病感天地之常气而作，自气分达血分；温疫受天地间杂气而发，自血分达气分。书中所言之温，实指温疫而言，故升降散乃治温疫之总方。

　　杨氏所列升降散之适应证，计有寒热、出血、吐利、癫狂等60余症。所列虽多，亦难尽述，仅举例而已。诸症虽异，然病机则一，皆为郁热使然。正如杨栗山所云："温病得天地之杂气，怫热在里，由内而达于外。"又云："在温病，邪热内攻，凡见表证，皆里热郁结浮越于外也，虽有表证，实无表邪。"升降散恰为郁热者设。若能了解郁热形成的机理及临床特征，就掌握了运用升降散的奥妙，临证就可灵活变通，纵横捭阖。

2. 郁热的病因病机：人身之阳气，升降出入，运行不息，神明变化所由生焉。一旦阳气郁遏不达，升降出入不畅，则失其冲和之性，郁而化热，此即"气有余便是火"之谓。故费伯雄曰："凡郁病必先气病，气得流通，何郁之有。"

气机何以被郁？一为邪气阻滞；二为七情所伤；三为饮食劳倦戕伤脾胃，升降悖逆，阳郁不达而化热。《医碥》曰："六淫七情皆足以致郁。""气不足以郁而成火，东垣所谓阳虚发热也。"由此可见，热郁的原因非常广泛，六淫七情，气血痰食、饮食劳倦、正气虚馁，凡能影响气机升降出入者，皆可导致阳气郁而化热，形成郁热。郁热，不仅温疫有之，伤寒温病、内伤杂病、内外儿妇各科皆有之，故升降散皆可变通应用之。

温疫：杨栗山于《伤寒瘟疫条辨》中已再三阐明温疫属郁热这一观点。他说："杂气由口鼻入三焦，怫热内炽，温病之所由来也。"气机怫郁，邪热内炽，即是温疫之病机。

温病：伏气温病，固属郁热。新感温病，其本质亦属郁热，不论卫气营血各个阶段，只要有热邪存在，就有郁热。新感温病，乃"温邪上受，首先犯肺"，肺为温邪所伤而郁，不能宣发卫气，则卫阳郁而发热，外失卫阳之温煦而恶寒。所以，卫分证的实质是肺气郁，热郁于肺，属郁热范畴。迨热邪传入气分，无论是热郁胸膈之心烦懊侬，还是热邪壅肺之喘咳，或是阳明热甚之热厥，皆属郁热。热邪入营，因亦属郁热，故治则为透热转气。透转的原则，是祛其壅塞、展布气机，使邪有出路。如柳宝诒所云："凡遇此等重症，第一是先为热邪寻出路。"至于血分证，其热邪程度较营分证更重，仍需透热。叶氏所说的"凉血散血"，不仅活血化瘀，且散血中伏火。若把散血囿于活血一层意思，则失散血之精义。总之，温病的本质是郁热，透邪外达的原则贯穿于卫气营血各个阶段，透邪的关键在于畅达气机，而升降散行气活血，能升能降，正可疏通郁热外达之路，故温病卫气营血各个阶段皆可化裁用之。

伤寒：伤寒初起，若寒尚未化热，虽可属郁证范畴，但不属郁热证。若邪已然化热，即可属郁热。尤其现代因生活条件的优越，饮食厚味，拥火而居，外感风寒而内有热者居多，往往形成寒包火证，升降散即可加减用之。若寒已化热而传至阳明，阻滞气机，阳郁不能达于四末，可现热深厥亦深之郁热证。邪入少阳，枢机不利，则热郁而口苦、咽干、目眩；阳郁不达而外寒，阳蓄而伸则转热，于是寒热往来。故伤寒三阳经证，寒已化热，即可属郁热范畴，升降散亦可化裁应用。

内伤杂病之郁热，主要见于肺心肝脾。肺主一身之气，司治节之权。若邪袭于肺而化热，则肺失宣降而郁，即可形成肺经郁热，出现寒热咳喘、胸闷胸痛等症。肝主疏泄，相火内寄，气郁化火，火郁于肝，出现头痛眩晕、胁痛易怒等症。脾乃升降之枢，痰湿困脾或饮食劳倦伤脾，则阳郁不升，阴火内炽，见身热倦怠、腹满吐利等症。心主火，心气不畅，火热内郁，症见心烦不寐、惊狂昏谵，或口舌生疮、斑疹疮疡。肾主蛰，火伏水中，以静为贵，故肾无郁火。除四脏外，六腑亦可有郁热。三焦为原气之别使，主通行三气，热郁三焦，则营卫失调而寒热交争，水湿不行而肿满淋浊；热郁于胆则寒热往来、口苦咽干目眩；热郁小肠则心烦淋痛；热郁大肠则大便闭结，腹痛胀满，或火迫作泄；热郁于胃则牙痛龈肿，消谷善饥、渴饮呕吐，或发斑吐血；心包乃心之外护，代心受邪，其症与火郁心者同。

总之，郁热范围很广，不论外感之温疫、温病、伤寒。抑或内伤杂病、儿妇各科，只要属郁热，皆可以升降散化裁治之。

3. 郁热的临床特征：郁热，由于致郁原因不同，所郁部位之异，正气强弱之别，兼杂邪气之殊，故其临床表现非常复杂。尽管症状千差万别，但由于其具有热郁于内的这一共同病理基础，因而临床表现就有共性可循。掌握了郁热的特征，就可灵活运用升降散，而不为其纷纭繁杂的症状所惑。下面从脉、舌、神色、症分述之。

（1）脉：郁热的典型脉象是沉而躁数。脉何以沉？维持脉的正常运行有两个因素，一靠阴血充盈，二靠阳气之鼓荡。郁热的一个重要病理改变就是气机郁结，使气血不能外达以充盈鼓荡血脉，故而脉沉。正如《四言举要》所云："火郁多沉。"脉之沉伏程度，与气机郁结程度成正比。气郁轻者，脉不浮，可中取而见，如杨栗山云："凡温病脉，不浮不沉，中按洪长滑数，右手反盛于左手，总由怫热郁滞，脉结于中也。"此即指气郁较轻者。气郁重者，脉不仅不浮，反而见沉、见伏，甚至脉厥。如《温病条辨·卷二》六条："阳阴温病……脉沉伏，或并脉亦厥。"此即气郁极重而致脉厥者。

脉何以躁？因热邪郁伏于内使然。热为阳邪，主升、主动，气机郁结，热伏于内，必不肯宁静，躁动不安，奔冲激荡，扰动气血，故脉躁数急迫。如《医家心法·诊法》云："怫郁之脉大抵多弦涩凝滞，其来也必不能缓，其去也必不肯迟，先有一种似数非数躁动之象。"若郁闭重者，气血滞泣，脉可呈沉小、沉细、沉涩、沉迟乃至脉厥，例如《伤寒论》第208条："阳明病脉迟。"

热郁脉之沉小、细、涩、迟、厥，有类虚寒，然断不可误为虚寒。对此，杨栗山曾告诫曰："凡温病内外有热，其脉沉伏，不洪不数，但指下沉涩而小急，断不可误为虚寒。"二者区别关键在于沉候有力无力，沉取按之无力者，即为虚寒；若沉取按之躁急有力者，即为实热。正如《四诊抉微》曰："阳气微，不能统运营气于表，脉显阴象而沉者，则按久越微；若阳郁不能浮应卫气于外，脉反沉者，则按久不衰。阴阳寒热之机，在于纤微之辨。"

（2）舌：郁热之舌当红，因气机郁结，邪热不能外达而上灼，故而舌红。由于郁热的轻重不同，舌红的程度亦有差异。轻者舌微红或仅舌尖红或舌尖部有晶莹突起之红点如粟状；重者全舌皆红，甚至舌绛少津，极重则舌绛干敛。但在某些特殊情况下，如大出血、血液病、严重贫血、大量输液等，郁热虽盛而舌淡，此时之淡舌不以虚看，当舍舌从脉。

若因湿浊壅塞阻滞气机而导致郁热者，舌苔当厚腻而舌质红。湿未化热则苔白；湿初化热苔白腻微黄；湿已化热则苔黄腻；湿已全部化热化燥则苔干黄或黑而起芒刺；若湿未化而津已伤者，则苔白厚而干或如积粉，舌质深红或绛紫。

（3）神色：郁热上冲则面赤，然因气滞而气血不畅，故面虽红而有暗滞之感，郁重者，可面色青紫而暗滞。其神，可心烦少寐，或心中躁扰不宁，或谵语、狂躁、神昏，若因湿遏热伏者，可神情呆滞、嗜睡、朦胧。

（4）症：郁热的症状特点是内呈一派热象，外呈一派寒象。气机郁滞，阳郁不达，外失阳之温煦，故外呈寒象，如恶寒恶风、肢厥腹冷等；热邪郁伏于内，故内呈热象，如身热、烦渴、胸腹灼热、口秽气粗、溲赤便结等。热扰于心则心烦、昏谵、狂乱；热迫于肺则咳喘、气粗；热郁少阳则口苦、咽干、目眩、胸胁苦满；热淫于肝则动风；热邪迫血妄行则动血发斑；郁热上冲则面赤目赤、咽痛头痛、头汗；郁热下迫则小便赤涩、协热下利或热结旁流等。

以上诸项特点中，以脉沉而躁数最关紧要，其次为舌，若见沉而躁数之脉，舌质又红者，即可诊为郁热。至于症状，千差万别，只作参考。所谓外寒内热，仅指典型郁热证而言，多数没有外寒的表现，不可因无外寒而否定郁热的存在。

4. 郁热的治疗：因为郁热证的病机，一是气机郁滞不畅，二是热郁于内不能透达，所以针对上述病机，郁热证的治疗原则为宣畅气机，清透郁热。

如何宣畅气机？原则是祛其壅塞，展布气机。因造成气机不畅的原因众多，六淫外袭、或痰湿、瘀血、食积、腑实等壅塞气机者，须祛邪以畅达气机；若情志怫郁而气机不畅者，则须行气理气以疏达气机；若正气虚馁而气机不畅者，又宜扶正以畅达气机。总之，要针对造成气机不畅的原因，有的放矢。

如何清透郁热？"热者寒之"，里有热邪，故当以寒凉之品清之。但清热时，一定要勿过寒凉，因过寒则遏伏气机，则热邪更不易透达，当选用寒而不遏之品清热最宜。经云："火郁发之。"热郁亦即火郁，亦当发之，所以在治疗郁热证时，当以发之为首务，而清居其次。

升降散善能升清降浊，行气活血，透发郁热，不仅为治温之总方，亦为治郁热之总方。方以僵蚕为君，辛咸性平，气味俱薄，轻浮而升，善能升清散火，祛风胜湿，清热解郁，升而不霸，为阳中之阳；蝉蜕为臣，甘咸性寒,升浮宣透,可清热解表,宣毒透达,为阳中之阴;姜黄为佐,气辛味苦,行气活血解郁;大黄为使,苦寒泻火,通腑逐瘀,推陈致新,擅降浊阴。气血畅达,清升浊降,郁伏于内之热自可透达于外而解,故凡郁热者皆可以升降散主之。

由于致郁原因各异,热邪轻重之殊,正气强弱不同,故临床使用升降散时,尚须依据病情灵活化裁。因湿遏热郁者,加茵陈、滑石、佩兰、菖蒲等;温邪袭肺致郁者,加豆豉、栀子皮、连翘、薄荷、牛蒡子等;情志怫郁致郁者,加玫瑰花、代代花、绿萼梅、川楝子等;瘀血而致热郁者,加赤芍、牡丹皮、桃仁、红花、紫草等;痰浊蕴阻致热郁者,加瓜蒌、川贝、黛蛤散、杏仁、竹沥等;食积中阻而热郁者,加三仙、鸡内金、炒枳壳、焦槟榔等;阳明腑实热郁者,加芒硝、枳实;郁热重者加石膏、知母、黄芩等,热郁津伤加芦根、天花粉、石斛等。热郁兼气虚者,去大黄加生黄芪、党参、升麻、柴胡等;肝经郁热上扰者,加桑叶、菊花、苦丁茶、胆草、栀子、石决明等。总之,应用广泛,加减颇多。

郁热经治疗透达之后,可见身热反剧、面赤、口渴反增等现象,此非病情加剧,乃郁热外达,肌表之热反呈显露之象。判断郁热已然外透的主要标志有五:一为脉由沉伏渐转浮起;由细小迟涩转洪滑数大且兼和缓之象;二为舌由绛紫干敛转红活而润;三为周身四肢由逆冷转温;四为神识由昏昧转清;五为由无汗转周身之正汗。

5. 典型病案

案 1:外感发热

马某,3 岁,男,1990 年 12 月 3 日因玩耍汗出,受风寒,当夜恶寒、发热、头痛,曾服清热解毒口服液、板蓝根冲剂,肌注青霉素。至第 5 日仍高热达 40℃,阵汗。

脉沉而躁数,舌红。

处方:

僵蚕 8g	蝉蜕 3g	姜黄 4g	大黄 2g
豆豉 9g	焦栀子 6g	连翘 15g	薄荷 5g

2剂。6小时服1煎。共服3次，即遍身持续汗出，翌日晨热清病除。

按： 此方为笔者治疗内热较盛之外感发热主方，应用极多，效果甚佳，一般1～2剂即可退热。此方为升降散合栀子豉汤，加强宣透胸膈郁热之功。重用连翘，乃取张锡纯用药之意，以其能升浮宣散，散热结，透表解肌，治十二经血凝气聚，且能发汗，用之于郁热极宜。若内热盛者加石膏；若下利臭秽者，为郁热下迫，大黄可小量但不必去之。若药及脉转和缓，且遍身持续微汗，则不必尽剂。

案2：失眠

孙某，女，58岁。

心烦甚，恶与人言，每日服4片安定，只能睡2～4小时，头痛，健忘，已半载有余。

脉沉而躁数，寸脉盛。舌红，唇暗红。

此郁热扰心，心神不宁。

处方：

| 僵蚕 9g | 蝉蜕 4g | 姜黄 6g | 大黄 3g |
| 豆豉 10g | 焦栀子 8g | 连翘 8g | 生甘草 6g |

6剂后已可不服安定睡5～6小时，心烦大减。上方去大黄，加柏子仁5g、麦冬9g、丹参15g，8剂，症除，脉已不躁数。嘱服天王补心丹善后。今已一载余，睡眠正常。

按： 心经热盛而心烦失眠者，必先泻心火，火除心神自安。若心火盛而脉沉躁数者，又属心经郁火，清心火时，必加透热之品。若火未清而骤予安神之品，则火更郁伏难愈。

案3：三叉神经痛

史某，女，65岁。右侧及面颊灼痛难忍三载，西医诊为三叉神经痛，予普鲁卡因封闭。开始封闭1次，尚能缓解半月，以后缓解时间逐渐缩短，直至每次封闭只能缓解两三小时。

脉沉弦数。

此乃肝经郁火上灼。升降散加龙胆草6g，栀子、桑叶各9g，共服6

剂而痛止，至今 3 年未发。

按：弦数为热在肝胆经，而沉主气，乃气滞不通，故诊为肝经郁火。升降散可透达郁热，加龙胆草、栀子泻肝火。气畅热透故痛止。凡郁热上灼，可见头痛、头热、牙痛、耳鸣、龈肿、咽痛、目赤痛等，余皆仿此治之。请核实

案 4：阳盛格阴

杨某，女，23 岁。

1987 年 7 月 23 日初诊：产后下利，周身寒冷，虽盛夏仍着棉衣。曾服抗生素多种，中药予补益气血、健脾止泻、温补脾肾、温阳固涩等剂，利时轻时重，周身寒冷如故，历一月半未愈，登门求诊。

脉沉滑数，舌红苔黄腻。

此湿热遏郁胃肠而下利，阳郁不达而周身寒。予升降散合葛根黄芩黄连汤，3 剂利止而棉衣去。

按：肢冷、腹冷、周身冷等，乃临床常见之症。阳虚阴盛者固可冷，然阳郁而冷者尤为多见。若脉沉而躁数舌红者，不论何处冷，皆属阳郁所致，不可妄用热药。笔者初临证时，曾治一与此例相同患者，附子加至数两而寒更甚，终成坏证。此教训铭记难忘，医者当以为戒。

案 5：腮腺炎合并脑膜炎

刘某，男，11 岁。

5 日前患腮腺炎，左耳下腮腺肿大，高热不退，合并脑膜炎，神识昏昧，体温 40.5℃，大便两日未解，邀余至院诊治。

脉沉躁急而数，舌绛红苔薄黄干。

此少阳郁热内传心包。予升降散合栀子豉汤，加青蒿 10g、黄芩 8g、板蓝根 10g、马勃 3g、薄荷 4g、连翘 15g。

2 剂神清热退，颊肿渐消。

按：此证为热郁气分，气滞不达，郁热不得外透，逼热入营，而见神识昏昧。升降散合栀子豉汤，升清降浊，透达气分之郁热。气机畅通，郁热自可外达而解。王孟英曰："凡视温证，必察胸脘，如拒按者，必先开

泄。"虽舌绛神昏，但胸下拒按，即不可率投凉润，必参以辛开之品，始有效也。"柳宝诒云："凡遇此等重症，第一先为热邪寻出路；邪虽入营，亦必求其透转。"升降散合栀子豉汤，升清降浊、辛开苦降，旨在疏理气机，使陷入心包之热得以透转。若率用凉润、脑麝，反引邪深入。王、柳二公之言当细玩味。

平脉辨证相濡医论（第二版）

栀子豉汤临床应用的体会

栀子豉汤为《伤寒论》名方，虽药仅两味，却开治疗郁热之先河，予后世无穷启迪。余用既多，窃有所悟，陈之以求正同道。

一、仲景运用栀子豉汤主旨思想之分析

《伤寒论》中栀子豉汤证6条，类方5则，禁忌1条。其主症为心烦不得眠，甚则反复颠倒，心中懊憹，及烦热胸中窒，心中结痛。或然之症为身热、饥不能食、但头汗出等。

何以会出现上述症状？其病机有二：一是热郁胸膈，郁热扰心而心烦不得眠，剧则反复颠倒，心中懊憹，愦愦无奈；二是胸膈气滞，致胸中窒，甚则心中结痛。热为阳邪，主动主升。气滞不畅，郁热不得外达而上蒸，故头汗出；其身热也，因先有表热，误用汗吐下后，致热陷于里，若表热未尽者，则仍可有身热。

栀子豉汤证之心烦，仲景明确指出为"虚烦"。此虚也，并非正气虚衰，乃指无形之热而言。何以知此为无形之热？无形之热与有形之热如何鉴别？仲景提出了一个重要的鉴别指征—心下濡。结胸证因阳气内陷，气滞不通，虽亦可见胸痛、躁烦、心中懊憹，但心下硬，知为热与有形之邪相结于胸乃成；栀子豉汤证心下濡，中无阻滞，可知为无形之热郁于胸膈而作。

栀子豉汤证实为郁热，是郁热之病位在胸膈者。因此，需明了郁热的病因病机、临床特征及治疗原则。

二、郁热的病因病机

郁热形成的病机，一是气机不畅，二是热郁于里而不得外达。

造成郁热的原因，或外邪入里郁而化热；或情志怫郁气郁化热；或痰湿、瘀血、食积郁而化热；或正气虚馁，阳气不得升发，郁而化热。正如《医碥》所云："六淫七情皆足以致郁。""气不足亦郁而成火，东垣所谓阳虚发热也。"由此可见，郁热的原因非常广泛，六淫七情、气血痰湿、饮食劳倦、正气虚馁、凡能影响阳气升降出入者，皆可导致阳郁化热。所以，无论伤寒温病，还是内儿妇各科，皆有郁热证。若其热郁的部位在胸膈者，皆可以栀子豉汤主之，故本方不局限于伤寒的狭窄范围，温病、杂病亦可用之。

温病中热郁胸膈证非常多见，因胸膈为心肺所居，属上焦，包括卫分证、气分证、营分证三个阶段。从一定意义上来说，上焦阶段的卫、气、营证，都可归属于热郁胸膈的范畴。卫分证，因"温邪上受，首先犯肺"，肺为温邪所伤而郁，卫气不得宣发，致卫阳郁而发热，外失卫阳之温煦而恶风寒，所以卫分证的实质是郁热。迨热邪传入上焦气分，见胸闷咳喘、烦躁不寐等，亦属郁热。上焦气机不畅，热邪不得外达，逼热入营，则出现舌绛、神昏谵语，其热邪郁闭程度较气分更重，故治疗营分证的原则为"透热转气"。所谓透热，即使热邪从里透达于外而解。显然，热郁之意已寓其中。既然上焦阶段的卫气营证皆属郁热，且部位都在胸膈，故皆可以栀子豉汤主之。

伤寒初起，若寒未化热，虽可属郁证范畴，但不属郁热证。若寒已化热，且病位在胸膈者，即可属热郁胸膈证。尤其现代，因生活条件的改善，饮食厚味，拥火而居，外感风寒而内有郁热者居多，往往形成寒包火证，即可用栀子豉汤清其在里之郁热。

内伤杂病之热郁胸膈者，主要见于心肺。肺主一身之气，司治节之权。若邪袭于肺而化热，或痰湿蕴肺而化热，则肺失宣降而郁，即可形成肺经郁热而寒热咳喘、胸闷胸痛。心主火，若情志不遂，心气不畅，则火

平脉辨证相濡医论（第二版）

热内郁，见心烦不寐、惊狂昏谵，或口舌糜烂、斑疹疮疡等。

总之，热郁胸膈证范围很广，不论伤寒、温病或内伤杂病，皆可见之，均可以栀子豉汤化裁治之。

三、郁热的临床特征

郁热，由于致郁原因不同，所郁部位之异，正气强弱之别，兼杂邪气之殊，故其临床表现甚为复杂。尽管症状千差万别，但由于都具有热郁于内这一共同病理基础，因而临床表现就有共性可循。掌握了郁热的特征，也就易于掌握热郁胸膈的特征。下面从脉、舌、神、色、症分述之。

（一）脉

郁热的典型脉象是沉而躁数。脉何以沉？因郁热的一个重要病理改变是气机郁结，气血不能外达以鼓荡血脉，故而脉沉。正如《四言举要》云："火郁多沉。"脉之沉伏程度，与气机郁结程度成正比。气郁轻者，可中取而见；重者，脉可沉、伏，甚至脉厥。如《温病条辨·卷二》六条："阳明温病……脉沉伏，或并脉亦厥"，此即气郁极重而致脉厥者。

脉何以躁？因热邪郁伏于内使然。热为阳邪，主升主动。气机郁结，热束于内，必不肯宁静，奔行激荡，扰动气血，致脉躁数急迫。如《医家心法·诊法》曰："怫郁之脉，大抵多弦涩凝滞，其来也必不能缓，其去也必不肯迟，先有一种似数非数躁动之象。"若郁闭重者，气血滞泣，脉搏可呈沉小、沉细、沉涩、沉迟乃至厥。例如《伤寒论》曰："阳明病脉迟。"

热郁脉之沉小、细、涩、迟、厥，有类虚寒，然断不可误为虚寒，其区别之关键在于脉之沉候有力无力。沉取按之无力者，即为虚寒；若沉取按之躁急有力者，即为郁热。正如《四诊抉微》曰："阳气微，不能统运营气于表，脉显阴象而沉者，则按久越微；若阳郁不能浮应卫气于外，脉反沉者，则按久不衰。阴阳寒热之机，在于纤微之辨。"

至于热郁胸膈者，既为郁热之一种，故脉亦沉而躁数。所不同者，可见寸脉偏旺，或寸脉动数如豆。

（二）舌

郁热之舌当红。因气机郁结，邪热不能外达而上灼，故而舌红。由于郁热的轻重不同，舌红的程度亦有差异。轻者舌微红、舌尖红，或舌尖部有晶莹突起之红点如粟状；重者全舌皆红，甚至舌绛少津；极重则舌深绛干敛。但某些特殊情况下，如大出血、血液病、严重贫血、大量输液等，郁热虽盛而舌淡，此时之淡舌不以虚看，当舍舌从脉。

（三）神色

郁热上冲则面赤，然因气滞而气血不畅，故面虽红而有暗滞之感。郁重者，面色可青紫而暗滞。其神志，可心烦少寐，或心中躁扰不宁，或谵语、狂躁、神昏。

（四）症

郁热的症状特点是内呈一派热象，外呈一派寒象。气机郁滞，阳郁不达，外失阳之温煦，故外呈寒象。如恶寒恶风、肢冷腹冷等。热邪郁伏于里，燔灼于内，故内呈热象，如烦躁口渴、气粗口秽、胸腹灼热、溲赤便结等。热扰于心则心烦、昏谵、狂乱；热迫于肺则咳喘气粗、胸痛胸闷。

以上诸项特点中，以脉沉而躁数最关紧要，其次为舌。若脉见沉而躁数，舌质又红，即可诊为郁热。在此基础上，又见胸闷胸痛、心烦懊恼，或咳喘症，即可诊为热郁胸膈，以栀子豉汤主之。

四、郁热的治疗

因为郁热证的病机，一是气机郁滞不畅，二是热郁于内不能透达，所以其治则当宣畅气机，清透郁热。至于热郁胸膈者，因属郁热范畴，故上述治则同样适用，所不同者，当侧重宣畅胸膈之气机，清透胸膈之郁热。

如何宣畅气机？原则是祛其壅塞，展布气机，使郁热外出之路畅通。因造成气机不畅的原因众多，若六淫外袭、气血痰食、腑实壅塞气机者，须祛邪以畅达气机；若情志怫郁而气机不畅者，则须理气行气以疏达气

平脉辨证相濡医论（第二版）

64

机；若正气虚馁而气机不畅者，又宜扶正以畅达气机。总之，要针对造成气机不畅的原因，有的放矢。

如何清透郁热？"热者寒之"，里有热邪，固当以寒凉之品清之。但清热之时，一定要勿过寒凉，因过寒则遏伏气机，则郁热更不易透达，当选用寒而不遏之品最宜。

栀子豉汤，豆豉味辛，辛能开郁，宣泄胸膈之郁热；栀子苦寒，清热泻火。一辛一苦，一开一降，共成辛开苦降之方。本方虽药仅两味，但由此创立的辛开苦降的法则，对郁热证普遍适用。并在此原则指导下，创立了众多治疗郁热之方，给后世以无穷启迪。

笔者运用栀子豉汤治疗胸膈郁热证时，常与升降散相伍，并重用连翘。升降散由僵蚕、蝉蜕、姜黄、大黄四药组成。原出《万病回春》之"内府仙方"，《伤寒瘟疫条辨》定名为升降散，推其为治温之总方。该方善能升清降浊、行气活血、透发郁热，不仅为治温之总方，亦为治郁热之总方，连翘重用，乃取张锡纯用药之意，以其升浮宣散，透表解肌，散热结，治十二经血凝气聚，且能发汗。栀子豉汤合升降散并重用，则增强了开达郁结、清透郁热的功能。

若有兼证者，则在此基础上随证化裁：因湿遏热郁者，加茵陈、滑石、佩兰、菖蒲、杏仁等；兼表证者，加薄荷、牛蒡子、荆芥等；情志怫郁而热郁者，加玫瑰花、代代花、绿萼梅、川楝子等；瘀血致热郁者，加赤芍、牡丹皮、紫草、桃仁、红花等；痰浊蕴阻致热郁者，加瓜蒌、川贝、黛蛤散、竹沥等；食积中阻而热郁者，加三仙、鸡内金、炒枳壳、焦槟榔等；阳明腑实热郁者，加芒硝、枳实；郁热重者加石膏、知母、黄芩等；热郁津伤者，加芦根、白茅根、天花粉、麦冬、玄参等。

连苏饮应用及析义

连苏饮是一张颇具特色且疗效卓著的方子，临床历经验证。现摘数案如下，并析其义。

案1：高某，男，5岁。

1年前因肠梗阻手术。近7日呕吐不止，水入即吐，饮食俱废。伴腹痛、腹胀、烦躁，无排便、矢气，某医院诊为"不完全粘连性肠梗阻"。因惧手术而于1995年4月3日晚7时前来求治。腹部可触及包块。

脉缓大。舌红，苔薄黄，唇红。

诊为热邪郁胃，胃失和降。

处方：

黄连3g　　　　　苏叶2g　　　　　大黄2g

嘱其捣碎，开水冲泡，频频呷服。

回家当即冲服1匙，虽欲呕但未吐出。4小时后，呕恶渐止，腹部积块逐渐向下移动。翌日晨再服，排便1次，呕吐消失而愈。

案2：杨某，女，73岁。

晨起呕吐频频，水浆不入，眩晕，卧床不起，舌略强，语言欠利，肢困无力。血压175/95mmHg，以为中风。下午邀余诊视。

舌红，苔黄腻。脉沉弦数兼濡。

此湿遏热伏，胃气上逆。

处方：

黄连3g　　　　　苏叶2g　　　　　佩兰3g

2剂。开水冲焖，代茶小口频呷。

次日呕吐已瘥。继予升降散2剂，加菖蒲、佩兰，清透里热而愈。

案3：王某，女，67岁。

胃炎，脘痞不欲食。身倦乏力，舌红，苔中黄，脉弦濡数。余用半夏泻心汤加减治之，服20余剂病减但未瘥。适他医至其家，撺掇与诊，与大剂黄芪建中汤杂合温中理气等药。服2剂病重，胸脘痞塞，嗳气频频，恶心欲吐，心中烦乱，夜不能寐，鼻干无涕，口唇干红。

舌红苔中黄，脉数。

嘱芦根30g煎汤，冲泡黄连3g、苏叶2g。

服3剂，药后呕恶止而脘舒，但身倦乏力、气短较著，食欲尚差。此胃气虚、余热未清。上方加西洋参粉，每剂冲入3g，5剂而愈。

连苏饮出自薛生白《湿热病篇·十七条》曰："湿热证，呕恶不止，昼夜不差，欲死者，肺胃不和，胃热移肺，肺不受邪也，宜用川连三四分，苏叶二二分。两味煎汤，呷下即止。"原文无方名，后人命之曰连苏饮。连苏饮所治之呕吐，薛氏已明确指出是胃热，但是还应进一步指出，该热乃胃中郁热。薛氏自注："肺胃之气，非苏叶不能通也。"必有气滞，方须通之。

何谓"肺胃不和，胃热移肺"？呕吐本因胃气上逆，与肺何涉？薛氏于自注中云："阳明之表肌肉也，胸中也。"肌肉为胃所主，故云肌肉为阳明之表。依三焦而论，胸乃上焦，其位浅，胃乃中焦，其位深；且肺之气与津，皆赖胃上输。故云胸亦为阳明之表。气机既已窒塞，胃中郁伏之热不得外达而解，必上越以期从上宣泄而解。胃热从上而泄越，必由中焦而上焦，经阳明之表假肺以宣散。但不能把胃热移肺误解为胃热淫肺，否则即成胃热未已，肺热又起，应呕吐不止，复加咳喘了。

何谓"肺不受邪，还归于胃"？胃热欲假肺道而宣泄，但肺之气机窒塞，不得宣发，胃热不能宣泄，故云"肺不受邪"。胃热既不得外达，又不得上越，必仍然郁伏于胃中，故曰"还归于胃"。胃中郁热不解，迫胃上逆而呕吐。至此可知，该吐当为胃中郁热无疑。

连苏饮的使用，当具何指征？薛氏于原文中，只明确了一个症状——呕吐。呕吐的原因很多，非皆连苏饮所宜，此呕吐乃胃中郁热所致。据病机推断，当是脉沉而数、舌红苔黄、胸痞脘满、口苦咽干、烦躁不寐等症。有热故当脉数、舌红、苔黄；热扰心神则烦躁不寐；热灼津伤而口苦咽干；肺胃气机窒塞，故见胸脘痞满、脉沉。若夹湿浊，则苔当黄腻，脉沉数而濡，伴头沉身困等症。临床见呕吐而兼此等舌脉症者，即可断为胃中郁热，而以连苏饮主之。明了连苏饮治呕之机理，便可举一反三，广泛应用，灵活加减。案1为不完全粘连性肠梗阻，因其便结不通，加大黄以增降泄通下之力；案2夹湿浊，故增佩兰；案3夹津亏，以芦根煎汤代沸水冲泡，助轻宣生津之力，后又加西洋参粉，增益气生津之力。

外感所致之肺胃不和而吐者，此方可用；内伤气郁化火所致之肺胃不和而吐者，当辛开苦降，连苏饮亦可用之。若不吐，而见胸脘满闷、嗳气吞酸、烦躁不眠等诸症，属胃中郁热，肺胃不和者，亦皆可用之，上列诸案中，即兼胸痞脘满、烦躁不寐、嗳气等症，予连苏饮后亦随之而解。

平脉辨证相濡医论（第二版）

读《伤寒瘟疫条辨》

  《伤寒瘟疫条辨》为清·杨栗山所著。该书在继承《温疫论》学术思想基础上，详辨温疫与伤寒之不同。当然，详细区分温疫与伤寒，固为该书之贡献，然其主要贡献在于阐明了温疫本质为郁热，并从病因病机、脉证方药等各方面进行了广泛而深入的论述，从而形成了郁热证较完整的体系。更重要的是，这一体系不仅对温疫有指导价值，而且对外感内伤、内外儿妇各科中，凡属郁热者，均有普遍指导意义。下面试从病因病机、诊断治疗等几方面，对杨氏学术思想进行探讨。

一、温疫的病因病机及其本质

  外感病，无非伤寒、温病两大类。杨氏所说的温病，主要包括大头瘟、虾蟆瘟、软脚瘟、瓜瓢瘟、疙瘩瘟、绞肠瘟等，实指温疫而言。温疫当包括温病之中，但杨氏却将伤寒、温病、温疫三者并列，认为伤寒、温病感天地之常气而作，其邪由表入里，由气分传血分；而温疫感天地之杂气乃发，是"杂气由口鼻入三焦，怫热内炽"，其邪由里达外，由血分外出气分。杨氏反复强调温疫属"怫热内炽"，而且只有热证无寒证。怫热内炽即郁热，这一病理变化并非温疫所独有，伤寒、温病及内伤杂证中皆有之。

  伏气温病，因其初起即现里热内发，固属郁热范畴；而新感温病，不论卫气营血各个阶段，其本质亦属郁热，只要有热邪存在，就有郁热的病理表现。卫分证阶段，因"温邪上受，首先犯肺"，肺因温邪所伤而郁，卫气不得宣发，则卫阳郁而发热，外失卫阳之温煦而恶风寒，所以卫分证的实质是热郁于肺，属郁热范畴。迨热邪传入气分，无论是热郁胸膈之心烦懊恼，还是热邪壅肺之喘咳，抑或阳明热盛之肢厥，皆属郁热。热入营血，则热邪郁伏程度更重，故以透热转气为主要治则。总之，温病的本质是郁热，透邪外达的原则贯穿于卫气营血各个阶段。

若寒已化热入里，即可属郁热。尤其现代因生活条件的优越，饮食厚味，拥火而居，外感风寒而内有热者居多，往往形成寒包火证，此即为郁热。若寒已化热而传至阳明，阻滞气机，阳郁不能达于四末，可呈热深厥亦深之郁热证。邪入少阳，枢机不利，则热郁而口苦、咽干、目眩；阳郁不达而外寒，阳蓄而伸则转热，于是寒热往来。故伤寒三阳经证，寒已入里化热，即可属郁热范畴。

内伤杂病之郁热，可因邪气阻滞，七情所伤，饮食劳倦伤脾，致气机郁滞，阳郁不达而化热。如《医碥》所言："六淫七情皆足以致郁。""气不足则郁而成火，东垣所谓阳虚发热也。"其证，主要见于肺、心、肝、脾。肺主一身之气，司治节之权，若邪袭于肺而化热，则肺失宣降而郁，即可形成肺经郁热，出现寒热、咳喘、胸闷胸痛等症。肝主疏泄，相火内寄。气郁化火，火郁于肝，出现头痛眩晕、胁胀易怒等症。脾乃升降之枢，痰湿困脾或饮食劳倦伤脾，则阳郁不升，阴火内炽，呈身热倦怠、腹满吐利等症。心主火，心气不畅，火热内郁，症见心烦不寐、惊狂昏谵，或口舌生疮、斑疹疮疡。肾主蛰，火伏水中，以静为贵，故肾无郁火。除四脏之外，六腑亦有郁热，总之郁热范围很广，非温疫所独有。既然病机相同，则其诊断治疗之理必一脉相通，故杨氏所阐述的郁热这一体系，不当囿于温疫这一狭窄范围，而对外感内伤皆有普遍指导意义。

二、温疫的诊断

对温疫的诊断，杨氏主要论述了脉证的特点和变化规律。

1. 脉：杨氏曰："凡温病脉，中脉洪长滑数者轻，重则脉沉，其则闭绝。"为何温疫初起脉即不浮反而见沉？盖脉之搏动，赖血的充盈、气的鼓荡。而温疫乃热邪郁滞，气机不畅，致气血不得外达以充盈鼓荡血脉，故脉不浮。此即杨氏所云："总由怫热郁滞，脉结于中故也。"若邪郁重者，

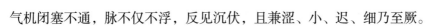

气机闭塞不通，脉不仅不浮，反见沉伏，且兼涩、小、迟、细乃至厥。

沉伏涩小细迟，本为阴证之脉，而温疫乃热郁之阳证，亦见此等脉象，二者如何区别？杨氏曰："察此之法，当以脉之虚实强弱为主。"而脉之虚实，又当以沉候之强弱为准。沉取有力者为实，沉取无力者为虚。正如杨氏所云："大抵诊脉之要，全在沉脉中分虚实。"虽沉而兼细小迟涩，俟按之躁急有力者，即为亢热闭伏；若按之无力者，即为虚寒。故杨氏叮嘱曰："但指下沉涩而小急，断不可误为虚寒。"热郁者脉何以躁急？因热郁者，乃气滞不畅，热被困缚于内，而热为阳邪，主动，虽被困缚，亦必不肯宁静，奋力奔冲，激荡气血，致脉沉而躁急。如《医家心法·诊法》曰："怫郁之脉，大抵多弦涩凝滞，其来也必不能缓，其去也必不肯迟，先有一种似数非数躁动之象。"沉而躁急，此即热郁证典型之脉象。

2. 症： 温疫初起，可见恶寒甚至寒战，有似邪袭于表。但温疫属郁热在里，此恶寒也，乃阳气闭伏于里不得外达，外失阳之温煦而恶寒。杨氏曰："在温病邪热内攻，凡见表证，皆里热郁结，浮越于外，虽有表证，实无表邪。"若里热郁结甚者，则不仅恶寒，而可出现肢厥、通体皆厥。如杨氏说："阳气亢闭郁于内，反见胜已之化于外。故凡阳厥，轻则手足逆冷，凉过肘膝，剧则通身冰冷如石。"其与寒厥之区别，在于内证不同。杨氏曰："及察内证，气喷如火，谵语烦渴，咽干唇裂。舌苔黄黑……实是内热而外寒。"外呈寒象，而内现一派热象，此即郁热的临床特征。当然，这一特征，非温疫所独有，凡温病、伤寒、内伤杂病之属郁热者皆然。

3. 舌： 温疫之舌质舌苔特点，杨氏虽未列专项详述，然于书中亦夹带述及。如《卷二·里证》项下云："舌黄或黑，舌卷或裂。"又如《卷二·阳证似阴》项下："舌苔黄黑，或生芒刺，舌卷。"已概述其要。

郁热之舌当红。因气机郁结，邪热不能外达而上灼，故而舌红。由于郁热的轻重不同，舌红的程度亦有差异，轻者舌微红，或仅舌尖红，或舌尖部有晶莹突起之红点如粟状；重则全舌皆红，甚则舌绛少津；极重则舌绛干敛或卷。若因湿浊壅塞气机而致郁热者，舌苔厚腻而舌红；湿未化热则苔白；湿初化热则苔白腻微黄；湿已化热则苔黄腻；湿已全部化热化燥则苔干黄或黑而起芒刺；若湿未化而津已伤者，则苔白厚而干或如积粉、如碱、如砂，舌质深红或绛紫。

以上诸项特征中，以脉沉而躁急最关紧要，其次为舌。至于外寒内热，仅指典型郁热证而言，若无外寒者，其他特征具，亦可诊为郁热证。

三、温疫的治疗

温疫乃热郁伏于里，所以杨氏曰："温病以清里为主。"又云："火邪闭脉而伏也，急以咸寒大苦之味大清大泻之。"其所拟治温15方，清里热者8方，泄里热者6方，非清即泄，而升降散为治温之总方。

郁热在里，法当清透。里有热，固当清；又有气滞，又当宣展气机，透邪外达。杨氏只强调清泄，未明言透达。但观其所拟之方，透达之意已寓中。升降散为治温之总方，僵蚕、蝉蜕升浮宣透，姜黄行气活血解郁，大黄通腑逐瘀善降浊阴。清升浊降，气血畅达，郁伏之热自可透达于外而解，纵观杨氏治温15方，僵蚕、蝉蜕为不可移易之品。余者，或加薄荷、防风、荆芥、柴胡、豆豉等以助宣透之力，或加三黄、栀子、胆草、石膏、知母、芒硝以增其清泄之功。组方大法，不离清透二字。此法不仅适用于温疫，凡伤寒、温病、内伤杂病中属郁热者，亦皆适用。

四、应用举例

1. 腮腺炎合并脑膜炎

刘某，男，11岁。

5日前患腮腺炎，右颊部肿大，高热不退（体温40.5℃）。昨晚出现神识昏昧，大便2日未解。

脉沉数躁急，舌绛红，苔薄黄干。

处方：

僵蚕 7g	蝉蜕 3g	姜黄 5g	大黄 4g
豆豉 10g	焦栀子 7g	黄芩 8g	连翘 15g
薄荷 4g	马勃 3g	板蓝根 10g	青蒿 10g

2 剂神清热退，颐肿渐消。

按： 此为少阳郁火内传心包，郁热不达而逼入心营。欲使陷入之热邪能透达于外而解，首当宣展气机，使郁热外出之路畅通。方以升降散合栀子豉汤加连翘、薄荷，乃仿杨氏加味凉膈散之意，伍以青蒿、马勃、板蓝根等，宣透少阳伏火。

2. 阳盛格阴

杨某，女，23 岁。

1987 年 7 月 23 日初诊：产后下利，周身寒冷，虽盛夏仍着棉衣。曾服抗生素多种，中药予补益气血、健脾止泻、温补脾肾、温阳固涩等剂，利时轻时重，周身寒冷如故，历一月半未愈，登门求诊。

脉沉滑数，舌红苔黄腻。

此湿热遏郁胃肠而下利，阳郁不达而周身寒。予升降散合葛根芩连汤，3 剂利止而棉衣除。

按： 阳虚阴盛固可冷，但阳郁而冷者为多。若脉沉而躁数舌红者，不论是腹冷、腰冷、肢冷、周身冷，皆属阳郁所致，不可妄用热药。治当遵杨氏法则，清透并举，使气机畅达，郁热外透而解。

3. 郁火上冲

齿龈红肿疼痛 2 月余。曾服清热泻火、清热解毒之剂 30 余剂，肿痛反剧。

其脉沉滑数，舌红苔少。

此胃中郁火上冲所致。宗增损三黄石膏汤加减。

处方：

僵蚕 9g	蝉蜕 4g	姜黄 6g	黄芩 6g
黄连 8g	生石膏 15g	栀子 8g	升麻 6g

4 剂，肿消痛止。

按： 龈肿痛乃胃热上灼，本当清胃泻火，然其脉沉，知气滞不通，乃郁火上炎。若郁火者，一味寒凉，则冰伏气机，郁伏于里之热不得透达，反致郁伏更甚，故屡用寒凉而热不除。必得宣畅气机，郁火方能透达于外而解。

再析薛生白《湿热论》传变规律

薛氏《湿热论》包括湿温及暑温，为湿热病奠基之作。然对其传变规律，后世湮没不彰，甚至误认为条文排列错杂，无规律可循，而予重新编排，实乃未深入领悟而蛇足。

薛氏精于医又擅于文，《湿热论》乃其毕生苦心实践之结晶，"寸寸各具酸咸"，其文焉能杂芜。盖因有些鉴别条文穿插其间，又有湿热病发展不同阶段的善后调理顺列其内，致令读之有错杂之感。细心领悟揣摩，方知《湿热论》不仅医理精邃，且全篇文字简练，结构严谨，各条之间，对比互明，井然有序，诚如徐行序中所云："简编无多，其于湿热二者，感之轻重浅深，治之表里先后，条分缕晰，可谓深切著明者矣。"

湿热论传变规律，薛氏于该篇首条及第 11 条自注中已然昭明，这两段自注，是理解全篇的关键。薛氏认为，湿热病"不独与伤寒不同，且与温病大异"。三者性质不同，传变各异，因而辨证体系亦不可因袭，故薛氏创立了湿热病辨证论治体系，以正局与变局为纲，概括全篇，堪与叶氏卫气营血辨证体系齐观。

何谓正局？系指湿热病中以湿为著；病变部位以脾胃为重心；病机以阻蔽清阳为主；其临床特征为始恶寒，后但热不寒、胸痞、四肢倦怠，肌肉烦疼为必有之症者。

何以湿热病以脾胃为重心？因湿热病的产生，有其内因和外因。内因是指脾胃受戕，湿饮停聚；外因是感受外界湿邪，湿土同气，内外相引，故病在脾胃。薛氏云："太阴内伤，湿热乃阳明太阴同病也。""湿热病属阳明太阴居多。中气实则病在阳明，中气虚则病在太阴。"病在阳明多湿热，病在太阴多寒湿。

平脉辨证相濡医论（第二版）

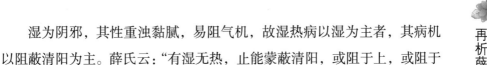

湿为阴邪，其性重浊黏腻，易阻气机，故湿热病以湿为主者，其病机以阻蔽清阳为主。薛氏云："有湿无热，止能蒙蔽清阳，或阻于上，或阻于中，或阻于下。"

湿热病以湿为主者，既以脾胃为重心，则湿困脾阳之脘满、纳呆等症当不言而喻，除二经之里的脾胃病变外，尚兼有二经之表证。"然所云表者，乃阳明、太阴之表，而非太阳之表，太阴之表四肢也，阳明也；阳明之表肌肉也，胸中也。"脾主四肢，胃主肌肉。脾胃为湿所困，清阳不能达于肌表而恶寒，清阳不能达四肢、充肌肉，则四肢倦怠，肌肉烦疼。脾胃清气上贮胸中，胸为清阳所居，其位在上，其气通天，与皮毛相应。胸与胃相较，胃为里而胸近外，故胸为阳明之表。湿困于中，清阳不升，浊阴上干，盘踞清旷之野，故见胸痞。此即湿热病之正局。

何谓变局？系指湿热病发生了病位、病机及临床特征的改变者，称为变局。

病位的改变：除脾胃病变之外，兼及少阳三焦及厥阴风木。此即薛氏所云："病在二经之表者，多兼少阳三焦；病在二经之里者，每兼厥阴风木。"

关于"少阳三焦"的含义，主要是指手少阳三焦，同时也包括足少阳胆经。三焦在这里是部位概念。外兼少阳三焦之变局，于湿热病中可见于三种情况：一为以湿为主者，在湿困脾胃而出现阳明、太阴之表证的同时，亦可见三焦的症状。如第9条为"湿邪蒙扰上焦"，第10条为"病在中焦气分"，第11条为"湿滞下焦"。故薛氏云："湿多热少，则蒙上流下，当三焦分治。"二为湿热并重者：因热得湿而热愈炽，湿得热而湿愈横。湿热相互为虐，恣肆无羁，充斥三焦，而出现少阳三焦之变局。如薛氏所云："若湿热俱多，则下闭上壅，而三焦俱病矣。"三为湿热悉化壮火者，当湿热悉化壮火时，同气相求，三焦相火亦暴起而相应，产生少阳三焦之变局，故薛氏曰："湿热一合，则身中少火悉化为壮火，而三焦相火，有不皆起而暴者哉。所以上下充斥，内外煎熬，最为酷烈。"以上三种，皆出现少阳三焦之变局。

少阳三焦变局中，尚包括足少阳胆经病变，依据有三：一是变局中之干呕、耳聋，为胆经的症状；二是肝胆互为表里，同寄相火。湿热悉化壮火，内窜厥阴而痉厥，胆中相火亦暴起而应，致见耳聋干呕。所以薛氏将胆与三焦、肝相提并论，曰："三焦与肝胆，同司相火。"三是第15、16条皆为胆火上冲之变局，可见少阳三焦之变局中，当包括胆经的病变。

变局中，除上述外兼少阳三焦病变外，尚有兼以痉厥为主要表现的厥阴风木病变。这里的厥阴，系指足厥阴肝和手厥阴心包，故薛氏曰："心包受灼，神识昏乱。"若不涉心包，则"木气独张，故痉而不厥"。

厥阴风木之变局的出现，须具备两个条件：一是湿热悉化为壮火；一是壮火伤阴液。或木气素旺，肝阴素亏，致热甚生风，而为痉厥。故薛氏云："风木为火热引动者，原因木气素旺，肝阴先亏，内外相引，两阳相煽，因而劲张。若肝肾素优，并无里热者，火热安能招引肝风哉。"

以上即是湿热病传变规律。薛氏以此规律贯穿全篇。由正局到变局，由湿重到湿热并重再至悉化壮火。表里先后，轻重浅深，井然有序。首条为全篇提纲。第2、3条为湿在表，有阳湿阴湿之分。第4条为由表入经脉，湿热侵入经络脉隧中而致痉。第5、6、7条为湿热化燥之痉厥，此三条本为内兼厥阴风木之变局，列于第4条之后者，因皆有痉证，意在相互鉴别。第8条为病位又进一层，属湿热阻遏募原之半表半里证。进而入里，则出现正局与变局的变化。第9～14条皆为正局，前四条为湿重于热者，后两条为湿热参半者，各条病位不同，兼症有别，轻重相殊。第9条为湿热蒙蔽上焦清阳较轻者，以宣上焦阳气为治；若浊邪蒙蔽上焦清阳较重者，则宜用第31条之栀子鼓汤加枳壳、桔梗。薛氏曰："同一邪在上焦，而此9条属虚，31条属实。"虚实之意，当为轻重之别耳。第10条为"病在中焦气分"，第12条为其重症，第11条为"湿滞下焦"。上中下三焦之证，依次排列。继之，第13、14条为湿热参半证。第13条轻；14条重，形成湿热闭阻的痹证。第15、16条为湿热悉化壮火，伤阴液，外达胆经之变局。第15条为胃液受劫，胆火上冲；第16条为胆火上逆，中夹痰饮。第17条为胃热移肺之呕吐，附于后者，以与胆火上冲之呕吐相鉴别。第 18 条与第 17 条，意在对比互明。第 17 条为肺不受邪，暑热滞迫肺气而咳喘。第 19 条为善后调理之法，若湿热病尚未内窜厥阴而邪已衰，余邪未尽者，可予轻剂养阴逐湿，以善其后，若病仍未愈，则内窜厥阴，出现厥阴风木之变局，第 5、6、20 诸条皆是。因第 5、6 条与湿热侵入经脉致痉相鉴别，已移于前，故此处只留第 20 条肝风上逆引起的头痛或痉之证。

第 1～20 条，依表里深浅，谓湿热轻重，正局变局，内外分司的规律，论述有条不紊。为何第 21 条忽转为暑伤于表的证候呢？因湿热病，既包括湿温，又包括暑温。湿温变化规律已述于前，故此阐述暑温。对暑温的论述，薛氏亦依表里轻重，正局、变局规律逐条阐释，故在论完湿温之后，转而论暑伤膜理之证。然何以论暑又仅此第 21 条？因暑伤肺络之第 18 条，与胃热移肺之第 17 条相鉴别，已移于前，而其他正局、变局之传变，与湿温无异，不须复赘，故此处仅遗暑温一条，非因杂芜，实寓深意。

湿热病有寒化、热化之两途。热化者已述之于前，故转而论述寒化者。第 22 条为太阴虚寒。第 25 条为少阴虚寒。第 23、24 条分别为热入厥阴和热犯少阴下利以与第 22 条太阴虚寒下利相鉴别。第 26 条为湿困脾阳，以与太阴虚寒相鉴别。第 27、28 条为善后调理之法。第 29 条为卫外之阳暂亡，第 30 条为下体外受客寒，二者皆酷似少阴寒证，列入以与第 25 条少阴虚寒相鉴别。第 32、33 条为湿热入营血之证，皆属湿热病变局中的一种类型，故于变局中痉厥证后继论之。第 34、35 条为湿热病的后遗症，第 34 条为气钝血凝之痴呆，第 35 条为津枯邪滞之昏搐。以上即是湿热病传变之规律。

谈《温病条辨·解儿难》之论痉

吴鞠通在《温病条辨·解儿难》中对痉证的论述，非常精辟透彻，对临床有很大指导意义。

一、关于痉证的本质

吴氏明确指出："痉者，筋病也。知痉之为筋病，思过半矣。"真是一语破的。抓住痉为筋之病这一本质，就掌握了理解痉证的关键。痉证无论虚实寒热、轻重缓急，各种不同原因所诱发，皆因筋脉拘挛所致。没有筋脉的拘挛，就不能成痉。

筋脉何以会拘挛？在探讨这个问题之前，首先要明确筋脉能够柔润条达的生理条件：一是阳气的温煦；一是阴血的濡润。筋脉无阳温煦则寒，"寒主收引"，故筋脉可以拘挛，正如《素问·生气通天论》所说："阳气者，精则养神，柔则养筋。"筋脉失去阴血的濡润，则筋亦拘急而痉。故《难经·二十二难》说："气主煦之，血主濡之。"二者缺一不可。造成阳气不能温煦、阴血不能濡润的因素不外三种：一种是邪壅经络，气血不能通畅，使筋脉得不到阳气的温煦与阴血的濡养，故使筋脉拘急而痉。此时阳气与阴血并不虚衰，只是由于通路阻塞所致，这种痉属于实证范畴。能够起到阻隔作用的邪气，包括风、寒、暑、湿、燥、火六淫之邪，这就是吴氏所说的："六淫之邪，皆能致痉。"正如《灵枢·刺节真邪》所说："虚邪之中人也……搏于筋，则为筋挛。"《素问·缪刺论》也说："邪客于足太阳之络，令人拘挛背急。"此外尚有气滞、血瘀、痰湿等，亦可阻滞经脉而致痉。第二种原因是阳气虚弱，阴血不足，无力温煦濡养，致使筋脉拘急而痉，这类痉证属于虚证范畴。疮家误汗、风家误下，产妇亡血及肝肾真

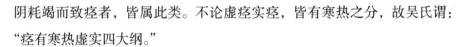

阴耗竭而致痉者，皆属此类。不论虚痉实痉，皆有寒热之分，故吴氏谓："痉有寒热虚实四大纲。"

另外，吴氏所说的"客忤痉"，是由于气机逆乱所致，因小儿"神怯气弱，或见非常之物，听非常之响，或失足落空、跌仆之类"，突然惊吓所致。"惊则气乱"，升降出入乖戾，营不能行，卫不能布，气机逆乱，筋脉失去温煦与濡润，故而作痉。由此推而广之，凡因情志不舒，忧思郁怒而出现抽搐惊厥者，皆因气机逆乱，升降出入悖逆，影响筋脉的温养濡润所致。这种痉，虚实皆有。痉虽为筋之病，但筋又为肝所主，故《素问·至真要大论》曰："诸风掉眩，皆属于肝。"一般笼统地将痉证称为肝风。虽然其他脏腑的病变也可致痉，但必须影响到肝的功能时才引起筋脉的拘急。

二、对于痉证的治疗

吴氏提出："只治致痉之因而痉自止，不必沾沾但于痉中求之。若执痉以求痉，吾不知痉为何物。"强调了"审因以论治""治病必求其本"的精神。关于致痉之因，吴氏有九大纲之分。有寒痉、风温痉、温热痉、暑痉、湿痉、燥痉、内伤饮食痉、客忤痉、本脏自病痉九种。其中寒痉、风湿痉、暑痉、湿痉、燥痉、湿热痉，可统称为外感致痉。

（一）外感致痉

感受外邪，壅塞经络，气血运行不畅，致筋失所养而痉。这类痉的临床特点，都有相应的表证伴有抽搐。由于感受的外邪不同，其表证亦各有特点。治疗在于解散表邪，祛其壅塞，使经络通畅，气血调达，其痉自止。若传变入里，化热伤阴，则治疗原则多有雷同，不必再强加区分，于三焦篇中细心求之，自能了然心中。

关于湿邪致痉。吴氏虽说："不敢信此湿字，亦不敢直断其非。"然通篇观之，还是认为："湿性柔，不能致强。"而取否定态度，即使有湿痉，也"必兼风而后成也"。我们以为湿可致痉。湿阻经脉，筋失所养，即可拘急而痉，况且《内经》亦有"诸痉项强，皆属于湿"，及"湿热不攘，大筋软短，小筋弛长，软短为拘"的明训。叶天士《外感温热论》亦有"若咬牙啮齿者，湿热化风，痉病"。化风与兼风，二者当有不同，湿可致痉，似不必多疑。

案1：孙某，男，2.5岁，1978年3月5日诊。

昨因玩耍汗出感受风寒，于晨即恶寒发热，喷嚏流涕，体温39.8℃，灼热无汗，头痛烦躁，手足发凉，突然目睛上吊，口噤手紧，抽搐约3分钟。今晨来诊，见面色滞，舌苔白，脉弦紧数，诊为刚痉，予荆防败毒散加僵蚕2剂，3小时服一煎。翌日晨，周身汗出热退，抽搐未作。

案2：周某，男，1岁，1964年5月12日诊。

一周前发热出疹，疹没已3日，身热不退，体温39℃～40℃，昨日抽搐3次，予抗生素、镇静剂、输液、降温等未效，昨夜今晨又抽4次，乃邀会诊。见灼热无汗，头项后屈，哭闹烦躁，时目睛上吊，口紧。

舌红苔黄少津，脉数疾。

诊为热极生风，津液已伤。

予泻青丸加减。

处方：

龙胆草 2g	栀子 4.5g	川芎 1.5g	生地黄 7g
僵蚕 6g	钩藤 6g	全蝎 3个	

1剂。

次日仍抽，上方改栀子6g，加生石膏12g，羚羊角1.5g（先煎）。1剂减，2剂止。后予养阴清热、平肝息风之剂调理而愈。

（二）内伤饮食痉

吴氏曰："此证必先由于吐泻，有脾胃两伤者，有专伤脾阳者，有专伤胃阳者，有伤及肾阳者。"

曹颖甫注此即"俗所谓慢脾风者是也"。脾胃为生化之源，脾胃伤，则生化之源竭，不能"散精于肝，淫气于筋"，筋失所养而拘挛，痉由作矣。吴氏谓参苓白术、四君、六君、补中、理中等汤，皆可选用。我们通过临床观察，此种痉证以脾肾阴阳皆补之王清任可保立苏汤更为贴切。

案 1：某女，1 岁。1964 年 5 月中旬出疹。

一月来吐泻，时辍时作。5 月 22 日又发烧，体温 38℃～39℃，精神不振，轻度气喘。近一周又增抽搐，每日五六次，目睛上吊，手足瘛疭无力，每次发作 5 分钟至半小时许，面色萎黄，趺阳脉弱。皆因吐泻，元气衰败，诱致慢脾风。

予可保立苏汤。

处方：

补骨脂 3g	炒枣仁 6g	白芍 6g	当归 6g
生黄芪 15g	党参 6g	枸杞 6g	炙甘草 3g
白术 6g	茯苓 9g	肉桂 6g	

2 剂。

再诊：抽搐稍减，但趺阳脉参伍不调，前方改生黄芪为 30g。

连进 5 剂抽搐已止，但摇头揉目，虚风未息，下利日五六次，面仍青白，脉弱。元气极虚，于原方再增升麻 3g。又服 10 剂，诸症方止，面亦转红润。

案 2：王某，男，10 个月。1964 年 6 月 15 日初诊。

10 日前出疹，疹前曾吐泻多日，昨日晨开始抽搐，四肢搐搦不止，无力，痰声如锯，昏迷不醒，面色青黄。

舌淡苔白，趺阳脉虚大而数。

急针人中、百会，犹无知觉，不哭不醒。予可保立苏汤 2 剂，生黄芪用至 30g。药后足搐搦已止，手仍颤抖，已会哭，脉亦见敛，后连服 14 剂，症除，已会自坐玩耍，饮食亦正常。

（三）客忤痉

曹氏注曰："俗所谓惊吓也。"汪氏曰："世妄传惊风一证，惟此一证，乃副其名。"此证治疗，一般多用安神镇惊之剂。吴氏指出，"此证因小儿神怯气弱"，宜复脉汤加减。补心之体，以配心之用。文中附吴氏之子患此证一案，服复脉汤而愈。吴氏之见确有独到之处，为惊风又辟一新径。

（四）本脏自病痉

吴氏曰："治本脏自病法，一以育阴柔肝为主。"可选用六味、复脉、定风珠、专翁膏等方。

观其论治，吴氏所言之"本脏自病痉"，实指肝阴不足，筋失濡润而拘挛致痉。其用方则"皆能润筋，皆能守神，皆能增液"，而又有浅深次第之不同。

案1：胡某，男，1岁半。1965年4月7日初诊。

一月前患麻疹肺炎，愈后又下利十余日。利止身热不退，半月来，体温波动在37.8℃～40.2℃，"西医诊断为败血症。自3月27日出现抽搐，一日三四次至十余次，虽用钙剂及镇静剂，发作日频，醒后即目窜视，手足蠕动或抽搐。诊时患儿形体极瘦削，皮肤松弛皱褶。精神萎靡，两颧微赤，身热干燥无汗，面及前胸有小出血点十余个。

脉疾而无力，舌干绛瘦敛无苔。

此温邪久羁，耗伤真阴，筋失濡润而瘈疭，当填补真阴，柔肝息风。

予广牛角（犀牛角，现已不同）、鳖甲、龟甲、牡蛎各6g（先煎），生地黄、玄参、白芍各6g，山萸肉7g，牡丹皮4.5g，生麦芽10g。

2剂。煎后少量频服。

药后颧红见敛，瘈疭稍轻。再增羚羊角3g（先煎），3剂后身见微汗，热减抽搐止。再3剂热退，神志清爽，舌苔渐布。后予养阴益胃法调理20余日，渐可坐起玩耍。

平脉辨证相濡医论（第二版）

衷中参西著名医家张锡纯

一、概述

（一）生平

张锡纯，字寿甫，原籍山东诸城，于明朝迁居盐山边务村。生于 1860 年，卒于 1933 年，享年 74 岁。张氏世代书香门第。先祖友三公赞修家乘，垂训后世子孙，谓读书之外，可以学医，盖"不为良相，必为良医"之意。乃祖彤元公精于医。幼年从父丹亭公读书，习六经诗文、诸子百家。脱颖敏悟，弱冠补博弟子员。

年 10 余岁，乃祖拟成帖诗课，以"天宝宫人"命题，锡纯诗中有"月送满宫愁"句，乃祖大加称赏。稍长，于读书之暇，兼习医理。后两试秋闱不第，虽在壮年，而淡于进取，遂弃功名而专志于医。广求方书，远自轩农，近至当代诸家，搜阅百余种，勤奋攻读，能触类旁通，于古人言外之旨，恒别有会心。偶为人诊治，辄能得心应手，挽回沉疴，声名日噪，临诊者几无虚日。有所悟，则随时记述成篇，屡试屡效之经验方，则自立方名，方后缀以诠解以证之。

兼采西人之说，与方中义理相发明，撰写成文，陆续发表。是时，《奉天医学杂志》《上海中医杂志》《世界春秋》《杭州三三医报》《绍兴医学报》《山西医学杂志》《汉口中西医学杂志》《如皋医学报》《新加坡医学杂志》等，均先后聘张氏特约撰述。

辛亥革命后，应德州驻军统领黄某之聘，任军医正。以后移师武汉，名扬于时，内政部长刘尚德尤为器重。1918 年应聘至奉天，设立达医院，委以院长之职，医绩卓著，中医之有院实自此始。直奉战争起，由奉天回乡，悬壶于沧州。1921年，由沧州徙居天津，设中西医汇通医社，收授门人、弟子百余人。晚年设国医函授学校，招生500余名，培育了很多中医后继人才。日间诊病，夜间写作，辛劳成疾，是秋一病不起，于1933年8月8日与世长辞，葬于盐山边务祖茔。

清末民初，中国沦为半封建、半殖民地社会，随着列强的侵略，西方文化亦大量传入中国。顽固保守者力主国粹，视西医学说为异端；民族虚无者侈谈西学，视中医学为仇寇，各分壁垒，相互攻讦。恰如张氏所云："自西医之入中国也，维新者趋之恐后，守旧者视之若惊，导致互相抵牾，终难沟通。"先生不为流俗所惑，摒除畛域之见，力主取长补短，中西沟通，以中为本，西为我用，发扬光大中国医学，实为中西医结合之先驱。限于历史条件，张氏之中西合璧，虽不免牵强附会之处，然亦瑕不掩瑜，当时能有这种思想，实在难能可贵。

当时反动统治者为迎合帝国主义利益，制造种种限制，竟欲取缔中医。先生挺身直言，捍卫中医事业，上书南京政府，曰："近闻京中会议，上峰偏西医之说，欲废中医中药，不知中医之实际也。且中医远自农、轩，保我民族……是以我国民族之生齿，实甲于他国之人也。今若将中医中药一旦废却，此于国计民生大有关系。"当时之际，先生诚为捍卫中医事业之中流砥柱。

为纪念张锡纯先生业绩，中华全国中医学会（现中华中医药学会）于1984年12月，委托河北省中医学会、沧州地区中医学会，于沧州市召开了"张锡纯学术思想讨论会"，全国学者齐集一堂，深入研讨了张氏学术思想及后世的发展。会议期间，于其故居盐山县举行了张锡纯纪念碑揭幕式。纪念碑由中华人民共和国卫生和计划生育委员会原卫生部（现国家卫生健康委员会）长崔月犁题词，原卫生部副部长胡熙明揭幕并致辞。对张氏的医学贡献及治学态度给予了很高评价，并号召中医界要对张氏学说深入研究、发扬光大。

张氏毕生以弘扬中医学为己任，以济世活人为矢志，深研经典，博采众长，勤于实践，勇于创新。理论上创大气论、肝主脱、虚劳多瘀、昭明冲脉、中风主气血上菀等，颇有建树；制方 160 余首，论药 80 多味，皆具卓识。当时与江西陆普生、杨如侯、广东刘蔚楚同负盛名，被称为"名医四大家"；又与慈溪张生甫、嘉定张山雷，并称"名医三张"。

张氏毕生潜心医学，40 年如一日，治学严谨，学有渊源，师古不泥，勤于实践，博采众长，衷中参西，勇于创新。

1. 师古不泥，勇于创新：张氏自幼为仕途经济，曾刻苦攻读四书五经、诸子百家，有着深厚的中国古代文化素养。秋闱不第，又转而学医，勤求古训，博采众家，造诣较深。其学术思想皆本于《内经》《神农本草经》及仲景学说，对《易经》《丹经》、道家、养生家、气功家之说，亦皆潜心研究，刻意冥求。正如张氏于自述中所云："《本经》与《内经》……为医学之鼻祖，实即为医学之渊海也。迨汉季张仲景出，著《伤寒》《金匮》两书，为《本经》《内经》之功臣。而晋之王叔和、唐之孙思邈、王焘、宋之成无己、明之喻嘉言，又为仲景之功臣。若张志聪、徐大椿、黄元御、陈念祖诸贤，莫不率由仲景上溯《本经》《内经》之渊源。"（上，5。《医学衷中参西录》河北科学技术出版社 1985 年版，上册第 5 页，下同）

中医学有着悠久的历史和独特理论体系，在几千年的医疗实践中，积累了丰富的经验，对中华民族的繁衍昌盛，做出了卓越的贡献，对东方医学产生过巨大影响。正如毛主席所说："中国医药学是一个伟大的宝库，应当努力发掘，加以提高。"张氏之遵古，正是为了继承中医学宝贵遗产。继承是前提，发扬光大才是目的。

张氏在自述中曾批评那种以缚旧为务而不求创新进取的治学态度，他说："特是自晋唐迄今，诸家著述，虽不美备，然皆斤斤以缚旧为务，初未尝日新月异，俾吾中华医学渐有进步。"师古的目的在于创新，在于前进。所以又说："夫事贵师古者，非以古人之规矩、准绳限我也，惟藉以瀹我性灵，益我神智。迨至性灵神智洋溢活泼，又贵举古人之规矩准绳而扩充之、变化之、引申触长之，使古人可作应叹为后生可畏。"又说："读《内经》之法，在于其可信之处精研有得，即开无限法门；其不可信处，或为后世伪托，付之不论可也。"（例言）"不能必皆视为神圣语录"。（中，507）并认为《伤寒论》《金匮要略》年远代湮，差讹在所难免，亦不可尽信；金元四大家立论多偏，应取其长而弃其偏，方属善学。张氏这种治学精神，正确处理了继承与发扬的辩证关系，这在《医学衷中参西录》中得到了充分体现。

2. 勤于实践，不断求索：张氏一生之宏愿，但求济世活人，尝谓："人生有大愿力，而后有大建树……医虽小道，实济世活人之一端，故学医者为身家温饱计，则愿力小；为济世活人计，则愿力大。"这种不以身家温饱为念，但求济世活人之志，正是张氏毕生奋斗不息，得以建树的思想基础。因此，他毕生坚持诊疗，勤于实践，积累了丰富的医疗经验，是一位颇有成就的医学实践家。他临证详记医案，共300余例，皆言之凿凿，读之可信。

中医学属实践医学范畴，它起源于实践，又在长期的实践中丰富、发展、升华，形成了系统而广袤的中医体系。没有实践，不仅难于创新，而且对中医固有的理论和经验也难于透彻理解。实践乃是中医学的生命源泉。张氏正是由于毕生勤于实践，所以他提出的见解和制订的方剂才有真知灼见，才能够经得起实践的检验，被后世医界广为应用，这与那些纸上谈兵者迥然不同，这也正是《医学衷中参西录》的一个显著特点。

药物研究。对许多药物的功用，张氏不仅于前人著述中求索，亦于临证时细心品验，更不惮以自身进行试验，而后施于人。甚至一些剧毒药物，张氏也亲自尝试，"于药性从不敢凭空拟议。"这不仅体现了一位医生为患者负责的高尚品德，而且也体现了一位科学工作者舍身忘己、锲而不舍、不断求索的精神。所以张氏论药颇多独到见解，恒于诸家本草之外另有发明。如一次尝花椒约30粒，下咽即觉气不上达，移时呼吸始复常；嚼服甘遂一二钱，未觉瞑眩，唯泻下大量水及凝痰，始悟降痰之力数倍于硝、黄，而为治狂之圣药。又如对蚤休（七叶一枝花）有小毒，极量不过二钱的记载有怀疑，便嚼服白皮蚤休二钱，毫无不良反应，后用治疔疮，量至四五钱亦无毒性反应，且效果良好。后又发现一种紫皮蚤休，才嚼服半钱，胃脘即觉不舒，于是知古书所载之蚤休有毒，乃紫皮者。正如张氏所云："盖愚对于诸药，虽剧如巴豆、甘遂，亦必亲自尝试。是以凡所用之药，皆深知其性味能力，于诸家本草之外，恒另有发明也。"（上，例言）

创立新方。张氏所创制诸方，也是在长期实践中不断总结经验而形成的。如治女子干血痨，初临证时，愈者恒少，后见善用鸡内金治此病者，多能奏效；又有两次遇用此药者，一月间月信竟来三次。张氏对这些临床现象没有轻易放过，而是细心揣摩，恍悟鸡内金不仅能健胃消食，还善化瘀血，即能催月信速于下行也。后治妇女病，凡饮食少进者，恒以白术与鸡内金并用。张氏进而悟到，血之来源，原在脾胃能多消饮食，生化之源充足，自然阴血亦足，何患血枯经闭之不行？据此而制资生汤、资生通脉汤，并言鸡内金、白术、山药三味为不可挪移之品。资生汤不仅治女子血枯经闭，推而广之，凡饮食减少，痨瘵羸弱已甚者，张氏皆从脾胃入手，使其多进饮食，资生一身，身体自渐渐复原，故将此方立为群方之首。此方的诞生，确是张氏实践的结晶。又如，张氏制十全育真汤，因有的虚劳患者，虽能饮食但不壮筋力，或转而消瘦支离，日甚一日。张氏于方中用三棱、莪术与参、术、芪诸药并用，以其"大能开胃进食，又愚所屡试屡效者也"（上，6），何以补益之品与破血之药并用？盖因"虚劳者必血痹，而血痹之甚，又未有不虚劳者，并知治虚劳必先治血痹，治血痹亦即所以治虚劳也。"（上，6）而于破血行气药中，张氏独喜用三棱、莪术，以其善破血又善调气，借其流通之力，补药之力愈大，这也是张氏实践的体验。

治阴虚劳热者，医家莫不以地黄丸滋阴以配阳。但张氏治一妇女，身热劳嗽，脉数几至八至，先后用六味丸、左归饮俱不效。忽有所悟，改用生黄芪、知母为主，数剂见轻。"以后凡遇阴虚有热之证，其稍有根柢可挽回者，于方中重用黄芪、知母，莫不随手奏效。"（上，8）盖黄芪温升补气，知母寒润滋阴，二药并用，大具阳升阴应、云行雨施之妙。且黄芪能补肺气，气旺自能生水；知母大能滋肺中津液，以益水之上源。根据这些实践经验，张氏制定了十全育真汤。诚如张氏所云："遇难治之证，历试成方不效，不得不苦心经营，自拟治法。迨拟出用之有效，且屡次用之，皆能随手奏效，则其方即不忍抛弃，而详为录存。是此160余方，皆迫于孜孜挽回人命之热忱，而日积月累以成卷帙者也。"（上，例言）

3. 博采众长，汲取精华：科学是不断创新的历史，任何一门自然科学的发展史，都是后人站在前代科学巨匠的肩上，向新的科学高峰不断攀登的历史。张氏不仅汲取历代医学精华，亦善学习时医之经验，甚至郎中妪娌有一技之长者，并皆采撷。如安冲汤、理冲汤，即在《内经》"四乌鲗骨一芦茹丸"的基础上化裁而成。对白虎汤的运用，张氏参考了孙思邈、陆九芝、徐灵胎、余师愚、顾靖远诸家经验，结合自己实践经验，突破了吴瑭"白虎四禁"的框框，大大扩展了白虎汤的使用范围，更灵活化裁，创制了仙露汤、镇逆白虎汤、石膏粳米汤等。又如鸦胆子治赤痢，得之药店秘方，张氏以益元散为衣，定名为"菩提丸"。又藤黄治走马牙疳，见之当时上海《医学报》，有误用藤黄治愈走马牙疳的报道，张氏即用之临床而获良效。又如治血崩用臭科子、天茄子，皆采自民间。此例甚多，不胜枚举，足证张氏虚怀若谷的好学精神。至于摒除门户之见，积极汲取西医精华为我所用的精神，更足称道。

4. 衷中参西，力主汇通：张氏摒除畛域之见，力主中西汇通，以中为本，以西为用，取彼之长，补己之短，以弘扬国医。这种思想，在当时的历史背景下，是非常难能可贵的。他说："夫医学以活人为宗旨，原不宜有中西医界限存于胸中。在中医不妨取西医之所长，以补中医之所短；在西医尤当精研气化。"（中，181）

张氏借鉴西医学说阐明中医理论，也提出了一些有价值的见解。如中风，张氏谓"血之与气，并走于上，则为大厥……即西人所谓脑充血之证。"（中，267）因制镇肝熄风汤、建瓴汤等。又如《内经》中"上气不足，脑为之苦满"，剧者可发为猝仆、偏枯，即西医之脑贫血，因制"干颓汤""补脑振痿汤"等。又如对黄疸的病机，兼采中西之说，其用心可谓良苦。

限于历史条件，张氏的衷中参西，不免牵强之处，但就其力主科学之间互相渗透的精神，是非常可贵的。

（二）著述

先生一生勤于医学耕耘，著述颇多，惜多散佚。其殁后6年，天津洪水没其居，遗书荡尽。现行于世者仅有《医学衷中参西录》1～7期，为1918～1934年陆续刊行稿汇编；第8期为未经刊行出版之遗稿，由其孙张铭勋所献。该书曾多次刊行，流传颇广。另有种菊轩诗草一卷。

二、学术思想

（一）主要学术思想

1. 在中医理论方面的主要学术思想：张氏精研经典，博采众长，创立了一些有价值的观点，对中医理论的发展做出了贡献。

（1）对"大气说"的发展：张氏根据《灵枢·五色》篇"大气入于脏腑者，不病而卒死"，及《金匮要略·水气病脉证并治》"大气一转"的论述，参考了东垣、嘉言的学说，对大气的概念、生成与作用、病因病理、鉴别诊断、治疗等，均做了详尽的阐发，形成了颇具特色的"大气论"。

张氏所云之大气，即宗气也。"宗气亦积胸中，则宗气即为大气，不待诠解"（中，187），其功能为"撑持全身，为诸气之纲领，包举肺外，司呼吸之枢机，故郑而重之曰大气"（上，156），"振作精神以及心思脑力，官骸动作，莫不赖乎此气"（上，157）。

大气陷下的病因，"多得之力小任重，或枵腹力作，或病后气力未复勤于动作，或因泄泻日久，或服破气药太过，或气分虚极自下陷，种种病因。"（上，156）

大气陷下证的症状及鉴别诊断：脉象微细迟弱，气短不足以息，为其主症。张氏曰："气短不足以息；或努力呼吸，有似乎喘；或气息将停，危在顷刻。""其脉象沉迟微弱，关前尤甚。其剧者，或六脉不全，或参伍不调。"（上，155）"此气一虚，呼吸即觉不利，而且肢体酸懒，精神昏愦，脑力心思为之顿减，若其气虚而且陷，或下陷过甚者，其人即呼吸停顿，昏然罔觉。"（上，157）兼症有往来寒热、心中怔忡，或大汗淋漓，或神昏健忘，或声颤身动，或胸中满闷，或咽干作渴，或常常呵欠，或肢体痿废，或食后易饥，或二便不禁，或癃闭身肿，或女子下血不止等。

大气下陷之喘与气逆之喘，有天渊之分。"大气下陷者，虽至呼吸有声，必不肩息……喘者之脉多数，或有浮滑之象，或尺弱寸强；大气下陷之脉，皆与此成反比例。"（中，190～191）

气陷与寒实结胸之鉴别：寒实结胸者，脉似寒凉，询之果畏寒凉，且觉短气，胸中觉有物压之；气陷者，脉似寒凉，询之不畏寒凉，唯觉短气，常觉上气与下气不相接续。

大气下陷之作寒热，与小柴胡往来寒热不同。初陷之时，阳气郁而不畅则作寒；既陷之后，迨阳气蓄极而通，仍复些些上达，则又微汗而热解。另外，气陷之口渴与热盛津伤口渴之鉴别，胸中满闷与气逆证之鉴别，心中怔忡与心气虚之鉴别，神昏健忘与心肾亏损的鉴别，血上溢与气机逆乱血上溢的鉴别等，张氏皆条分缕析，入细入微。

张氏不仅在理论上对大气有发挥，而且在实践上也有着卓绝贡献。他创制了升陷汤，另如回阳升陷汤、理郁升陷汤、醒脾升陷汤等，皆为气陷各种兼证而设。目前升陷汤在临床上广为应用，如内脏下垂、神经衰弱、肺心病、肝胆疾病、胃病、冠心病、糖尿病、出血、休克、肺心脑功能衰竭等，皆广为用之。

（2）力倡气化论：张氏依据天人相应的理论，认为人是一小天地，人的生命活动，是由气撑悬的，这种气在下焦为元气，在中焦为中气，在上焦为大气。虽部位不同，名称各异，然皆一气贯之。"盖人之元气，根基于肾，萌芽于肝，培养于脾，积贮于胸中为大气以斡旋全身。"（上，183）所以他对很多疾病的治疗，常以加强气化流通透达之力为原则。如"从来治腿疼、臂疼者，多责之风寒湿痹，或血瘀、气滞、痰涎凝滞，不知人身之气化壮旺流行，而周身痹者、瘀者、滞者，不治自愈，即偶有不愈，治之亦易为功也"。（上，188）

张氏不仅运用气化机理来解释人体的生理、病理，而且认为药物的透达传递，亦是气化的过程。他说："药力之行于周身，端借人身之气化以传递……使人身无气化，脾胃虽能消化药物，亦不能传递于周身。"因此，张氏遣方用药，莫不以气化之理为基础。

　　（3）论肝别具只眼：自古论肝，多以气逆主论。张氏鉴于世医滥用平肝、伐肝之流弊，详论肝虚、肝寒、肝主脱等。他指出："肝无补法，原非见道之言。"（中，30）创温肝、补肝法，立论精邃，用药别具一格。

　　肝主气化：张氏认为，人身最紧要者是气化，而气化最紧要者乃肝脏。肝在人身主持气化，沟通先后天，是气机升降出入的关键。他说："人之元气自肾达肝，自肝达于胸中，为大气之根本。"肝"为人身元气萌芽之脏"，"气化发生之始"（下，354）。因此，治肝总当以疏通气机为要。但疏通之法，非唯散之、泻之，亦可补之以通、活之以通。对肝郁者，主张实脾理肝，或佐金平木；对肝阳化风者，善用金石介属以镇肝息风；对肝气虚寒者，善用温补之法；对肝虚致脱者，恒以酸敛补肝法；对肝体木硬者，予以柔肝法，推崇柏子仁佐活血化瘀之品。

　　肝虚寒者，左脉微弱或沉迟，症见饮食减少、羸瘦、或胁痛、腰腿及四肢作痛，或小便难，或有寒热等。法宜温补肝气，寓通于补。遣药重用黄芪，少佐理气之品。

　　对于脱证，张氏曰："凡人元气之脱，皆脱在肝也。"盖因肝之疏泄无度，元气不守而外脱。重用山萸肉，味酸性温而敛肝，"使肝不疏泄，即能杜塞元气将脱之路。"（下，226）

　　（4）八脉以冲为纲：八脉以冲为纲，是张氏对中医理论的又一发展。历代对冲脉的考据，仅限于理论探讨，但对冲脉的病因、病机、临床特点、治疗方法，皆不甚了了。张氏独具慧眼，对冲脉的病机证治详加阐发。曰："冲气上冲，胃府之气亦失其息息下行之常，或亦转而上逆，阻塞饮食，不能下行，多化痰涎，因腹中膨闷、头目眩晕，其脉则弦硬而长。"治之，"宜以敛冲、镇冲为主，而以降胃平肝药佐之。"（中，464）所制镇摄汤、降胃镇冲汤、理冲汤、安冲汤、温冲汤等，从实践上解决了冲脉的治疗、诊断等问题，对中医理论的发展做出了贡献。

另外，张氏对活血化瘀的发展、对阴虚治脾的见解等，都极大丰富了中医基本理论。张氏不仅是一位著名的实践家，而且在理论上也卓有建树。

2. 在伤寒、温病方面的主要学术思想：张氏以擅治外感热病而驰名。主张寒温统一，善用经方，重视透解，扼守阳明。虽未自成体系，然亦不乏卓识。

（1）寒温统一：随着温病学的形成，围绕着对伤寒、温病的评价问题，展开了迄今未息的寒温两派之争。伤寒派认为：伤寒是一切外感病的总称，当然包括温病，六经辨证同样适用于温病。麻杏石甘汤、白虎汤、承气汤等方，就是治疗温病的方剂。所以，温病不必标新立异，另立门户。这派代表人物为陆九芝，他推崇仲景学说，批评叶、吴的用药轻淡、肺胃不分、滋阴泛用、撤热不利的陋风。继之者有恽铁樵等，所著《温病明理》，专事攻排叶、吴。章次公于《温病明理》序文中，对叶、吴抨击亦颇烈。温病学派认为：伤寒、温病虽同属外感热病，但病因病机不同，表现各异，治法亦当有别。"古方今病不相能也。"温病虽有别于伤寒，并非分庭抗礼，而是对伤寒的羽翼、补充和发展。

张氏对叶、吴、王、薛之温病学说评价比较公允。在评《南医别鉴》中说："自叶香岩之《温热论》出，而温病之治法明；薛一瓢之《湿热条辨》出，而湿温之治法亦明。"（下，372）但遍观《医学衷中参西录》，张氏在温病学方面，叶、吴之学影响寥寥，其观点比较接近伤寒派，崇尚仲景学说，力主寒温统一。他的这一观点，主要表现在以下几点：

伤寒统辖温病：张氏治疗温病，并不遵循叶、吴的卫气营血、三焦辨证施治体系，而主张温病统于伤寒，当依伤寒之六经分治。张氏说：有谓温病"当分上、中、下三焦施治者，皆非确当之论。斟酌再三，惟仍按《伤寒论》六经分治乃为近是"。（下，327）对"温邪上受，首先犯肺，逆传心包"的十二字提纲，张氏采取了否定态度，他认为温邪与风寒之邪伤人一样，都是从足太阳经而入。他说："谓温病入手经不入足经者，其说尤

为不经。"（中，368）

对于温病的传变，张氏也摒弃了卫气营血和三焦传变的学说，认为是由太阳传阳明，其与中风、伤寒传阳明之不同，在于化热迅速，"恶寒须臾即变热耳"。（中，370）

温病治法详于伤寒，温病与伤寒的治法，"始异而终同，为其始异也，故伤寒发表可用温热，温病发表必须辛凉；为其终同也，故病传阳明之后，无论寒温，皆宜治以寒凉，而大忌温热。"（上，199）即使温病初起治宜辛凉，然辛凉之法亦备于伤寒，"麻杏石甘汤，实为温病表证之的方。"（中，375）其他如大小青龙汤、小柴胡汤等方，"大抵宜于温病初得者也。至温病传经已深，若清燥热之白虎汤、白虎加人参汤，通肠结之大、小承气汤，开胸结之大、小陷胸汤，治下痢之白头翁汤、黄芩汤，治发黄之茵陈栀子柏皮等汤，及一切凉润清火育阴安神之剂，皆可用于温病者，又无庸愚之赘语也。"（中，373）

至于伏气温病，张氏认为亦备于《伤寒论》中。他说："伤寒少阴篇，两三日内即有大热数条，皆解为伏温发动。"（下，362）少阴篇之黄连阿胶汤、大承气汤，即为少阴伏气温病者设。

由上述可知，张氏主张寒温统一，伤寒可统辖温病。

（2）善用经方，灵活化裁：师古而不泥古，是张氏治学的特点。对《伤寒论》方剂的运用，也体现了这一治学特点，常师其法而不用其方，灵活变通，颇多创新。尝云："用古人之方，原宜因证、因时为之变通，非可胶柱鼓瑟也。"试举例以证之。

麻黄汤变通法：麻黄汤本为太阳表实证而设，张氏于方中加知母，名麻黄加知母汤。服麻黄汤常有不愈者，非因汗出未愈，实因余热未消，故加寒润清热之知母，兼清蕴热，自无汗后不解之虞。

大柴胡汤变通法：大柴胡汤具有和解少阳、通泻阳明之力。然《伤寒论》原方无大黄，张氏认为该方宜用大黄而不宜用枳实，因大黄能引阳明之热下行，而枳实则易伤胸中大气，故提出："方中用柴胡以解在经之邪，大黄以下阳明在腑之热。方中以此二药为主，其余诸药，可加可减，不过参赞以成功也。"并制变通大柴胡汤,由柴胡、薄荷、知母、大黄组成,取柴胡以解少阳在经之邪,升之以防邪气下陷,薄荷散邪于外,知母清热于内,大黄通泻于下,表里双解,经腑同治,既不失原方宗旨,又具变通之新意。

陷胸汤变通法:大陷胸具泄热逐饮、荡涤胸膈实邪之功。方颇峻猛,医者多畏而不用。张氏融汇变通之,取大陷胸汤之芒硝、小陷胸汤之瓜蒌,复加赭石、苏子以导下行,重剂服之可代大陷胸汤,少服之可代小陷胸汤,不失为稳妥之方。

小青龙汤变通法:小青龙汤为治外感痰喘之方,有解表散寒、化饮平喘之功。张氏用此方,皆仿《金匮要略》之小青龙加石膏法。服小青龙愈而复作者,张氏认为元气不敛,又制从龙汤,用于服小青龙汤之后继服方,扶正兼祛余邪。

(3)温病初起,清透并举:张氏依据温病的临床特点而分为三类,曰风温、春温、湿温。三类温病虽初起表现不同,但张氏皆主以清透并举,着意汗解,务求透邪外达。尝云:"自拟治温病初得三方,一为清解汤;一为凉解汤;一为寒解汤。三方皆以汗解为目的,视表邪内热之轻重,分途施治。"(中,369)

为什么温病初起即用清解里热之品?这涉及对温病本质的认识问题。张氏曰:"患风温之人,多系脏腑间先蕴热。"(中,368)故温病初起,即当清解里热。

张氏这一见解,深刻揭示了温病属于"郁热"这一本质问题,这对温病的理论及临床治疗,都有着巨大的指导意义。叶氏云:"温邪上受,首先犯肺。"温为阳邪,且首犯于肺,故温病初起,即以肺之郁热为主要病理改变。肺之蕴热失于清肃,必致热势鸱张,迅即深传,或逆传心包,变证丛生。清其里热,则截断传变,扭转病势。银翘散、桑菊饮皆为温病初起之方。方中金银花、连翘、芦根等皆清热之品。叶氏常以栀子皮、豆豉清透上焦郁热。张氏宗其旨,自拟清解、凉解、寒解三方,径以石膏清其内热。石膏性寒味辛,清而能透,凉而不遏,使蕴里之热透达肌表而解。

平脉辨证相濡医论(第二版)

何以清热之中又伍以宣透之品？盖缘于温病初起之热乃郁热，又感受外感所激发。既为郁热，就当遵循"火郁发之"之旨，宣散郁结，疏瀹气机，透邪外达。若徒执寒凉，只清不透，则邪无由出，气机更形冰伏，热郁益甚。故须伍以宣透之品，透邪外达。张氏三方酌用薄荷、连翘、蝉蜕，即取其宣泄透达，与石膏相伍，相得益彰。连翘、蝉蜕乃善达表者，能"引胃中化而欲散之热，仍还太阳作汗而解"（中，230）；薄荷"最善透窍，其力内至脏腑筋骨，外至腠理皮毛，皆能透达"（中，228）。先生于温病初起即立足于"透"字，正是基于对温病是"郁热"这一本质深刻认识的基础上提出来的。吾师赵绍琴曾云："即使热入气分，卫分之症全无，清解气分方剂中，亦应佐清透之品，如连翘、竹叶、薄荷、蝉蜕、僵蚕、桑叶等，宣畅气机，使邪伏于里之热易于外达。"

余临证遵从先生清透并举法则，喜用清解汤伍以升降散治疗温病初起，每获满意之疗效。升降散乃杨栗山之名方，蒲辅周先生倍加推崇，吾师赵绍琴尤为喜用，我亦仿效之。盖升降散能升清降浊，宣泄气机，透达郁热，合以清解汤，清热透达之力更胜。此方善能汗解而非强汗，清热而不凉遏，透达而不耗散，务在调畅升降枢机，返其本然之性，悉凭自然，王而不霸，诚为良方。

（4）扼守阳明，善用白虎：张氏认为："伤寒温病之治法，始异而终同。"（中，370）所谓始异，指伤寒温病之初起，解表有辛温辛凉之异；所谓终同，指邪入阳明之后，无论伤寒、中风、温病，皆入里化而为热，呈阳明热盛之象，治法皆以寒凉清热为主，不复有伤寒温病之分。张氏治寒温，独重阳明，敢委白虎以重任，灵活化裁，通权达变，大大扩展了白虎汤的应用范围，挽救了众多危症。

阳明经证必用白虎。关于白虎汤的用法，后世悉遵仲景之明训，用于阳明经证。其典型症状为"四大"，即大热、大烦渴、大汗、脉洪大。四者俱备，自然用之无疑，但临床如此典型者寡，因而吴鞠通有白虎四禁，示人使用白虎之规矩。曰："白虎本为达热出表。若其人脉浮弦而细者不可与也，脉沉者不可与也，不渴者不可与也，汗不出者不可与也。"张氏评曰："吴氏谓浮弦而细者禁用白虎，此诚不可用矣。至其谓脉沉者、汗不出者、不渴者皆禁用白虎，则非是。"（中，388）这就把吴氏的白虎四禁打破了三禁。张氏还列举了大量验案来证实他的观点。那么，白虎汤究竟应如何使用呢？据余管见，首要指征为脉洪大滑数、苔黄，或兼热、烦、渴、汗一二症，即可使用白虎汤。若脉沉，或沉细而躁者，为阳明热伏于内，则当并见舌红苔黄，再兼见热、烦、汗、渴一二症，亦可使用白虎汤合升降散治之。

阳明腑实，亦用白虎。《伤寒论》中，阳明经证用白虎汤，阳明腑证用三承气汤，此乃大法。然承气力猛，倘或审证不确，即足偾事。张氏据30余年临证经验，得一用白虎汤代承气之法。曰："凡遇阳明应下证，亦先投以大剂白虎汤一两剂，大便往往得通，病亦即愈。"（上，253）

阳明腑实服白虎汤时，张氏更改其服法，将石膏为末而不入煎。屡用奏效，张氏遂名之曰白虎承气汤。且曰："生石膏若服其研细之末，其退热之力一钱可抵煎汤者半两；若以之通其大便，一钱可抵煎汤者一两。"（中，363）石膏以末服之，其质重坠，可以趋下而通便，且又擅清燥热以生津。津复，大肠得润，且伍以知母寒滑通便，故可用之于阳明腑实。然阳明热结甚者，亦必以承气荡之。

关于温病应下之指征，叶氏曾详论其舌，"或黄甚，或如沉香色，或如灰黄色，或老黄色，或中有断纹，皆当下之……若未见此等舌，不宜用此等法。"张氏更以脉断其应下与否，云："阳明病既当下，其脉迟者固可下，即其脉不迟而亦不数者亦可下，惟脉数乃六至则不可下，即强下之病必不解，或病更加剧。"（中，363）又曰："脉虚数而舌干者，大便虽多日不行，断无可下之理，即舌苔黄而且黑，亦不可下。"唯以白虎加人参汤，石膏为末服之。使其热消津回，大便自通为是。

妙用白虎加人参汤。白虎加人参汤，一般用于阳明热盛耗气伤津而脉芤者。张氏根据丰富的临床经验，将该方使用范围扩大。曰："凡用白虎而宜加人参者，不必其脉现虚弱之象也。凡谂知其人劳心过度，或劳力过度；或在老年，或在宿疾，或热已入阳明之腑，脉象虽实，而无洪滑

平脉辨证相濡医论（第二版）

96

之象，或脉有实热，而至数甚数者，用白虎汤时，皆宜酌加人参。"（上，267）盖人参能益气生津，石膏得人参之助，一可益气而助石膏药力之运行，以发挥其清热透邪之功；一可使寒温后真阴顿复，而余热自消。

灵活化裁，出神入化。张氏应用白虎汤，能依据不同病证，灵活加减，巧为裁夺，智圆而行方。

仙露汤（上，241）为白虎去知母、甘草，加玄参、连翘，主治阳明经热。以玄参之甘寒易知母之苦寒，加连翘之轻清散结，以解阳明在经之热。

石膏粳米汤（上，261）由生石膏、粳米二药组成，治温病初得，脉浮有力，不恶寒而心中热者。若热已入阳明之腑，亦可用代白虎汤，取石膏清热透邪，粳米稠润之汁能逗留石膏，不使其由胃下趋，致寒凉壅遏下焦。

镇逆白虎汤（上，262）由生石膏、法半夏、竹茹粉组成，治伤寒温病邪传胃腑，燥渴身热，白虎汤证俱而兼有胃气上逆、心下满闷者。用半夏、竹茹代甘草、粳米，取二药降逆，以参石膏、知母苦降重坠下行之力。

白虎加人参汤以山药代粳米汤（上，264），治寒温实热已入阳明之腑，燥渴嗜饮冷水，脉象细数者。以山药代粳米，益胃滋阴，兼能固摄下元，既祛实火，又清虚热，内伤外感同治。

寒解汤（上，230）为白虎汤以连翘、蝉蜕易甘草、粳米，治周身壮热，心中热渴，脉洪滑苔欲黄者。连翘、蝉蜕善达表，引胃中化而欲散之热，仍还太阳作汗而解。

变通白虎加人参汤（上，119）即白虎加人参汤以芍药代知母、山药代粳米。治下痢身热，脉有实热者。以人参助石膏，使深陷之热邪外散，山药滋阴固下，芍药、甘草和阴止腹痛。

他如青盂汤、清疹汤、白虎承气汤、白虎续命汤、鲜茅根水煎白虎加人参汤、生地黄代知母、白虎加蜈蚣等，皆由白虎汤衍化而来，纵横捭阖，得心应手。

（5）以汗测证，见识卓绝：以汗测证，是外感热病中据汗以测病情转归的一种方法。该法为叶天士所创，首载于《吴医汇讲·温热论治》中，曰："救阴不在补血，而在养津与测汗。"惜后人未悟测汗之旨，竟将"测"字删去。王孟英将该篇收入《温热经纬》时，改为"救阴不在血，而在津与汗。"现行高校统编教材《温病学》，亦依王氏所改而录，不仅湮没了叶氏测汗的这一重要学术观点，亦使原文晦涩难明。张氏虽未明确将测汗法升华为理论，但在实践中已不断运用。这是长期实践中的宝贵经验，恰与叶氏理论不谋而合。

张氏云："人身之有汗，如天地之有雨。天地阴阳和而后雨，人身阴阳和而后汗。"（上，231）张氏这一观点，实脱颖于《内经》中"阳加于阴谓之汗"。阴阳和是汗出的必备条件。所谓阴阳和，首先须阳气与阴精的充盛，阴精足而作汗之资不乏，阳气充而蒸腾气化有权；其次气机畅达，阳敷阴布，阳气布而能蒸腾气化，阴精敷而能达表为汗。反之，阴阳虚衰，或阴阳不布，皆可无汗。这两类无汗，在温病各个阶段中皆可见到，二者一虚一实，机理迥异。因而，测汗之法广泛适用于热病的各个阶段。

新感温病邪在气分时，可发热微恶风寒而无汗。此种无汗之原因，是由于"温邪上受，首先犯肺"，肺气郁而寒热无汗。卫阳依肺气而宣发，津液赖肺气而敷布。今肺郁则卫阳郁而为热，外失卫阳之温煦而恶寒，阳不布、津不敷而无汗。

既然卫分证的病机在于温邪犯肺而肺气郁，治疗就当辛凉宣解肺郁。凉以解热，辛以宣透。当肺郁一开，气机通畅，卫阳得宣，津液得布，里和表解，自然津津汗出。反之，临床见此汗，就可推断肺郁已除，此即测汗法在卫分证之应用。

当然，卫分证亦可有自汗出。那么，已然有汗，测汗法是否仍然适用？回答是肯定的。因卫分证的自汗出，是因阳热郁极而伸，热迫津泄而为汗，此为邪汗。正汗标准有四：微微汗出、遍身皆见、持续不断、随汗出而热解脉静。用以测病之汗，即此正汗。邪汗恰与正汗相对，往往汗出不彻或大汗、头胸汗出而非遍身皆见、阵阵汗出而非持续不断、汗出热不

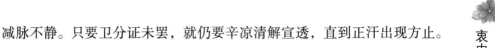

减脉不静。只要卫分证未罢，就仍要辛凉清解宣透，直到正汗出现方止。由邪汗而转见正汗，标志着肺郁已开，表解里和。

当邪入气分时，测汗法仍普遍适用。如阳明腑实证，因热与糟粕相搏结，气机阻塞，可灼热无汗。迨通下之后，热结一开，气机畅达，阳布津敷，可见遍身津津汗出。此乃阴阳调和之结果，诚不汗而汗者也。

当营分、血分证时，不仅热邪深陷而气机郁闭更甚，且因热灼阴伤，作汗之资匮乏而无汗。当清透营热，滋其营阴，转可见遍身津津汗出。临床据此汗，即可推断营热已透、营阴已复矣。温病后期，因津亏液耗而无汗者，待养阴生津之后，亦可见周身微微汗出。临床可据此汗断定阴液已复。正如章虚谷所说："测汗者，测之以审津液之存亡，气机之通塞也。"

张氏于测汗法有精辟的论述，他说："发汗原定无法，当视其阴阳所虚之处而调补之，或因其病机而利导之，皆能出汗，非必发汗之药始能汗也。"（上，231）又曰："白虎汤与白虎加人参汤……承气汤，亦可为汗解之药，亦视乎用之何如耳。"（上，233）"寒温之证，原忌用黏腻滋阴，而用之以为发汗之助，则转能逐邪外出，是药在人用耳。"（上，231）白虎、承气、滋阴剂，皆非汗剂而能汗，正是"调剂阴阳，听其自汗，非强发其汗也"。（上，230）

测汗一法确有临床意义，笔者凡治外感热病，颇重汗出情况，以为判断病情转归之依据。如治腺病毒肺炎，即使高热、肺实变、心衰、胸腔心包积液，只要见到遍身微似汗，病情很快就好转乃至痊愈。

3. 在内科方面的主要学术思想：《医学衷中参西录》是张氏一生勤奋治学、勇于实践的心血结晶。该书中以较大的篇幅对内科20多个病证进行了理论到实践的系统论述，医理精湛，具有重要的理论意义和临床价值，值得我们学习和借鉴。

（1）病因病机的理论建树：中风属气机升降失调说：对中风病因病机的认识，历来说法不一。张氏认为中风的发病机理主要是气机升降失调，其病理变化有两个方面：一是因冲气上逆，气血并走于上，上注于脑，"致充塞其血管而累及神经。其甚者，致令神经失其所司"（上，312）"气血相并上走，其上走之极，必致脑充血"（中，179），此为实证。二是因上气不足，气之上升过少，"不能助血上升也"。（中，275）"脑中血少，不能荣养脑筋"，（中，273）而致"脑贫血"，此为虚证。二种病理变化均可导致中风的发病，不过在病理属性上有一实一虚之分。张氏以气机升降失调作中风发病主要病理环节的学说，对后世影响颇大。他以这种理论指导着临床实践，创制了以建瓴汤、镇肝熄风汤等平肝降冲，以治其实；以干颓汤、补脑振痿汤等升提气血，以治其虚。此二类处方，正是他这一学说的充分体现。

虚劳多瘀：张氏认为虚劳因于脾胃虚弱，然瘀血亦为虚劳的重要病理改变，他说："虚劳者必血痹，而血痹之甚者，又未有不虚劳者。"（上，6）他将虚与瘀的病机变化过程紧密联系在一起，阐述了虚与瘀的辩证关系，因此在治疗过程中，不独补虚，而兼活血化瘀，以破瘀之药作为佐使，"将有瘀者，瘀可待消；即无瘀者亦可借流通之力，以行补药之滞，而补药之力愈大也。"（上，6）张氏对仲景大黄䗪虫丸及肾气丸的治法最为服膺，认为二方皆于补中开瘀，缓消瘀血。他在《金匮要略》的启发下，特拟十全育真汤，将补气血、助阴阳、化瘀血之药熔于一炉，固本求源，扩大了对虚劳病因病机的认识，进一步拓展了活血化瘀法的应用范围。

吐衄属阳明：吐血、衄血为临床常见之症，历代医家多吐衄分论，唯张锡纯先生统而论之。他秉承《内经》《金匮要略》之旨，结合数十年临床经验指出："盖凡吐衄之症，无论其为虚、为实、为凉、为热，约皆胃气上逆，或胃气上逆兼冲气上冲，以致血不归经，由吐衄而出也。"（中，460）张氏从阳明升降这一角度来认识吐衄之症，主张对吐衄的治疗"皆当以降胃之品为主"（中，452）。从立法、制方、用药都紧紧扣住这一环节，虽自拟新方，或寒治或热治，但均以降胃之冲逆为核心，并力主重用赭石。

久泄责在脾胃，久泄可致阴伤：张锡纯先生所论泄泻内容不多，且多为久泄，从制方用药及记述病案的情况来看，多责之脾胃之虚弱，因久泄脾必虚，脾虚湿自生，大便溏泄，粪便稀薄，是脾虚湿盛之象；水谷不能腐熟运化,停聚而泄泻作,气虚日久,亦致阳虚。此外,脾失运化,后天失补,先天亦呈不足,肾气失于蒸化,亦可发久泄不止。是故在久泄之病程中,初为脾气虚,久则伤及于肾;或由年老肾衰,不能温化,或由脾及肾,或由肾及脾,二者往往同病。如益脾饼,是从脾气虚论治之方,该方用白术健脾燥湿,干姜温中,白术倍于干姜,补中寓温,配鸡内金助脾消食,重用熟大枣 250g,以甘补脾益气,尤其作饼,当点心细嚼咽之,缓缓补脾,正与病机合拍。而加味四神丸则是补助脾肾阳气之方,该方在四神丸基础上,加入花椒 30g、生硫黄 18g,以其大补元阳,其功效胜于桂、附,宜治沉寒痼冷之疾。

此外,张氏在泄泻的认识上,非常重视"阴伤"问题。他认为泄久则亡阴,以致羸瘦不堪,"滑泄不止,尤易伤阴分,往往患此症者,数日即浑身发热,津短燥渴,小便不利,干呕懒食,唯嗜凉物。当止之际,欲滋其阴,而脾胃愈泥;欲健其脾,而真阴愈耗,凉润温补,皆不对证"(上 136),治疗颇为棘手。因此张氏在久泄的治疗中时时注意固护阴液,每每以山药滋之涩之。"山药性本收涩……且大便溏泄者,多因小便不利。山药能滋补肾经,使肾阴足,而小便自利,大便自无溏泄之患"(上,137),"真阴足,则小便自利,元气固,则泄泻自止。"(上,138)薯蓣粥、薯蓣鸡子黄粥,薯蓣苄苢粥、加味天水散等方均是张氏治泄为固护阴液、滋补阴液而设。

癫狂病在心脑,多系痰火为患:张锡纯先生认为"癫者,性情颠倒,失其是非之明;狂者,无所畏惧,妄为妄言,甚或见闻皆妄。大抵此症初起,先微露癫意,继则发狂,狂久不愈,又渐成癫,甚或知觉全无"(上,151)。历代医家论述癫狂,多从痰火迷神立论,病变脏腑多责之于心。而张氏论及癫狂则首先认为癫狂的发病多由忧思过度,伤其神明所致,其病理变化有二:一者心气因郁结而不散,痰涎亦即随之凝结,"痰经热炼,而胶黏益甚,热为痰锢,而消解无从。于是痰火充溢,将心与脑相通之窍络,皆尽瘀塞,是以其神明淆乱也。"(上,152)二者心肝之血因之消耗日甚,致心火肝气,上冲头部,扰乱神明,致神明失其所司,亦可致癫狂，此为虚中夹实证。张氏尤其强调痰火为患，然何以有癫、狂之分？张氏认为癫证，是由痰火不甚剧而致，而狂证是由痰火积而益盛所成。至久病，则痰瘀日久，其甚者或成顽痰，这就是治疗难度较大、若延至三四年较少治愈的原因。

上消不全在肺，中消亦有中气不足：消渴乃阴虚为本，燥热为标，上消多肺燥，中消多胃热，下消多肾虚。张锡纯先生在立足于前人认识的基础上，知常达变，对消渴发病机理及病变脏腑又做了深入探论，提出个人主张：他认为上消口干舌燥，饮水不能解渴之证不全在肺热不能生水，而与心移热于肺亦有关。对上消的治疗，医界惯用白虎加人参汤，而张氏则"曾试验多次，然必胃腑兼有实热者，用之方的"（上，177）。中消多食犹饥者，多系脾胃蕴有实热。然间或有因中气不足者，此系胸中大气下陷，中气亦随之而下陷。所致脾胃蕴有实热者，当用调胃承气下之，使用之时，"须细为斟酌"，应以"其右部之脉滑而且实"（上，77）为其适应证。如"其人饮食甚勤，一时不食即心中怔忡，且脉象微弱者……宜用升补气分之药，而佐以收涩之品与健补脾胃之品"（上，77），以升陷汤治之。并指出，"若误用承气下之，则危不旋踵。"（上，77）下消，饮一斗溲也一斗，多责在肾，张氏主认为此"系相火虚衰，肾关不固，宜用八味丸"（上，77）治之。

张氏对消渴的发病持"古有上、中、下之分，谓其证皆起于中焦而极于上下"（上，78）的观点，其发病中心脏腑在脾，"至谓其证起于中焦，是诚有理，因中焦膵病，而累及于脾也，盖膵为脾之副脏……病累及于脾，至脾气不能散精达肺，则津液少，不能通调水道则小便无节，是以渴而多饮多溲也。"（上，78）消渴的发病与元气不升亦有关。针对上述病机，张氏自制玉液汤、滋膵饮以疗之，他的这些论述从一个方面对消渴的病因病机理论做了补充和发展，并对后世产生了一定的影响。

痿证大旨，当分三端：痿证是指肢体痿软不能随意运动的一种疾病。后世皆宗《内经》"肺热叶焦"的病理及"治痿独取阳明"之旨，不断扩充。张锡纯认为对痿证，当分为三端来认识，病因病机不同。一是本由胸

平脉辨证相濡医论（第二版）

衷中参西著名医家张锡纯

中大气虚损，大气虚则腠理不固，标系风寒侵袭经络，或痰涎郁塞经络，或风寒痰涎互相凝结经络之间，以致血脉闭塞所致，其病在肌肉，其症为肌肉麻木，抑搔不知疼痒。二是病本由乎脾胃，人之一身以宗筋为主，而能荣养宗筋者，盖阳明也。若人之脾胃虚弱，不能化谷生液，宗筋失养，病标为兼有内热以烁耗阴液，或为风寒所袭，宗筋不荣，亦致肢体痿废不用，病在于筋，其症为周身之筋拘挛，而不得伸。三是病由骨髓枯涸，肾虚不能作强，症见唯觉骨软不能履地。张氏认为胸中大气虚损在痿证的病因病机中相当重要，他虽承认肺热叶焦发为痿躄之说，但却无明论，亦无治肺热之方，而在治疗中偏重升举胸中大气。他对中风后所出现的偏枯痿废的论述，汲取了西人之说，认为皆为脑髓神经所伤。脑充血者，是血之注于脑者过多，排挤其脑髓神经，失其所司；脑贫血者，亦令其失司。一实一虚，病皆在脑，张氏论痿见解确有实际意义，为临床治痿及中西医结合提供了不少宝贵经验。

脱证从肝虚立论：脱证，泛指正气欲脱，阴阳行将离绝之证。临床以面色苍白、四肢厥逆、冷汗出，脉微欲绝，精神淡漠或烦躁，甚至不省人事，猝然昏倒为特征，是多种疾病发展的危重阶段，为常见之急症。

脱证之起因，历代多有论述，皆以元气耗竭为脱证的主要病机，张氏认为脱证的病机在肝，"凡人元气之脱，皆脱在肝。"（上，2）肝虚疏泄太过，元气不藏而外脱，或服破肝气之药太过致肝气不足，肾中元气不能由肝之作用而徐徐上达，无力支撑大气，则大气下陷，甚或致脱。基于上述理论，张氏在治疗脱证时，一反众用参、附之常，极力推崇酸能敛涩之理，以补肝、敛肝为固脱之法，特别强调重用山萸肉以救脱。他认为"萸肉得木气最厚，酸敛之中大具条畅之性，故善于治脱"。（上，24）张氏论治脱证之经验，对中医急症之研究有着极其重要的意义。

大气陷下证：大气陷下之病名，由张锡纯先生所首创。并对大气下陷的理论渊源、病机、病因、临床表现、鉴别诊断，治疗原则、立法、方药配伍等，都做了精辟的论述。

关于大气陷下的病因，张氏指出，外感内伤皆可导致大气下陷。论外感，多因素体虚弱，或有宿疾，复感外邪，致病之后突出大气陷下；究内伤，"多得之力小任重，或枵腹力作，或病后气力未复，勤于动作，或因泄泻日久，或服破气药太过，或气分虚极自下陷。"（上，156）亦有因七情内伤而发，如惊恐大怒等，使"肝胆之气上逆，排挤大气转下陷"。（上，169）还有因饮食不节，损伤脾胃，化源不足，使胸中大气养料乏源，从而导致大气虚陷。由于大气与心肺关系最为密切，故下陷首先使心肺功能受损，又因大气既损也不能率领心血上达于脑，致脑府气血亏乏，清阳空虚，还可涉及肝、脾、胃、肾等多个脏器受损。

大气陷下证，临床并非少见，因其证候复杂，颇多疑似，难于识别而往往被误治。张氏论大气陷下诸症，"有呼吸短气者，有心中怔忡者，有淋漓大汗者，有神昏健忘者，有声颤身动者，有寒热往来者，有胸中满闷者，有努力呼吸似喘者，有咽干作渴者……有二便不禁者，有癃闭身肿者，有张口呼气外出而气不上达、肛门突出者，在女子有下血不止者，更有经水逆行者"（中，188）。还可见眩晕，脑转耳鸣，卒中，劳嗽吐衄，甚则出现气息将停、昏然困觉的危急状态，或不病而猝死。凡此种种，诚难悉数。其脉多为沉迟微弱，关前尤甚。其陷剧者，或六脉不全，或参伍不调，察舌质多见淡红，或见紫暗，苔多薄白。

（2）调摄论治的独到之处：张锡纯先生对内科疾病的论治颇具特色，重视脾胃，擅长治肝，调畅气机，巧于攻补，推崇活血，权变温清，兼顾阴液，兹分述于下。

重理脾胃：张氏巨著开章明义第一句便取《易经》"至哉坤元，资生万物"之语，阐明其脾胃亦一身之坤，其对脾胃之重视，开篇赫然皆见，其制方百余首，配用治脾胃之药者几逾强半。析其论治脾胃之法则，以理阴阳、调升降、助运纳为要。他将调补脾胃之法广泛地应用于多种疾病的治疗中，尤其如劳瘵、经闭、膈食、久泄等慢性虚弱性疾病，证候错杂，气血阴阳都有亏损，单纯补气、补血、补阴、补阳等补偏救弊方法很难奏效，唯有从调补脾胃，重建中气入手，方能缓缓见效。张氏认为："人之脾胃属土，即一身之坤也，故亦能资生一身。脾胃健壮，多能消化饮食，则全身自然健壮。"（上，1）他善于重用补脾药，如山药、白术、黄芪等。

中医学史上论治脾胃名家，当首推金元名医李东垣和清代叶天士。李氏善补脾升阳，创补中益气汤，用药多刚燥；叶氏善滋养胃阴，拟益胃汤，用药多柔润。张锡纯先生兼采二家之长，扶脾阳与益胃阴同时并进，他创制的资生汤、资生通脉汤、扶中汤等均是刚柔相济，燥润兼施，并行不悖。

脾胃为气机升降之枢，张氏颇重脾胃升降之机，论治脾胃之中既有补脾升陷，亦有平胃降逆，且针对脾胃升降乖戾，立有升清降浊并用之法。此外，他还将理胃及治肝胆相结合，升脾者亦补肝气，降胃者亦疏肝气，较之前人似高一筹。

擅长治肝：在《医学衷中参西录·论肝病治法》中，载治肝八法。文中引黄坤载之言曰："肝气宜升，胆气宜降，然非脾气之上行，则肝气不升，非胃气下行，则胆气不降……由斯观之欲治肝者，原当升降脾胃，培养中宫，俾中宫气化敦厚，以听肝木之自理，即有时少用理肝之药，亦不过为调理剂中辅佐之品。"（中，307）阐明了他治肝学术思想立论之基点。

具体治法：

平肝法：张氏云："肝为厥阴，升发少阳，且有相火寄其中，故《内经》名为将军之官，其性至刚也。为其性刚，当有病时，恒侮其所胜，以致脾胃受病……因此方书有平肝之说，谓平肝即所以扶脾。"（中，306）此论与清代周学海的"平肝即舒肝"之说不谋而合。至于平肝所用之药，"若遇肝气横恣者，或可暂用而不可长用，因肝应春令，为气化发生之始，过平则人身之气化必有所伤损也。"（中，306）

散肝法：张氏云："有谓肝于五行属木，木性原善条达，所以治肝之法，当以散为补，散者，即升发条达之义也。"（中，306）若柴胡、川芎、香附、生麦芽、乳香、没药皆可选用，但他认为，"然升散常用，实能伤气耗血，且又暗伤肾水以损肝木之根也。"（中，306）

化肝法：张氏认为肝内有热，凝滞壅胀，当选用疏肝达郁之药，同时又宜佐以活血之品，若桃仁、红花、樗鸡、虫之类。而活血药中，尤以

105

三七之化瘀生新者为最要紧之品。且又宜佐泄热之品，然不可骤用大凉之药，恐其所瘀之血得凉而凝，转不宜清散，宜选用连翘、茵陈、川楝子、栀子诸药，凉而能散，方为对证。

柔肝法：张氏云："有谓肝恶燥喜润，燥则肝体木硬，而肝火肝气即妄动，润则肝体柔和，而肝火肝气长宁静。"（中，306）前人有润药柔肝之法。张氏谓当归、芍药、柏子仁、玄参、枸杞、阿胶、鳖甲皆可选用，而亦宜用活血之品，三七研末冲服，则肝体木硬者，指日可柔也。然而"润药屡用，实与脾胃有碍，其法亦可暂用而不可长用"。（中，306）

镇肝法：张氏云："肝之为病，不但不利于脾，举凡惊痫、癫狂、眩晕、脑充血诸证……皆与肝有涉。"（中，307）治此等证者，当取五行金能制木之理，而多用五金之品以镇之，如铁锈、铅灰、金银箔、赭石之类，而佐以清肝润肝之品，若羚羊角、青黛、芍药、龙胆草、牛膝诸药，以期肝经风定火息。若目前不能速愈者，亦宜调补脾胃之药佐之，以使金石及寒凉之品久服无弊。张氏反复告诫：肝阳逆上急宜潜降，决不能妄以升发，否则，其脏腑之血必亦随发表之药上升，则不可救药。

敛肝法：张氏认为："凡人元气之脱，皆脱在肝，故人虚极者，其肝风必先动。"（上，26）其病状多大汗不止，或寒热往来，戴眼、无汗而心中摇摇，喘促。此时宜用敛肝之品，使肝不疏泄，即能杜塞元气将脱之路，敛肝即所以补肝。张氏用敛肝之药，独重山萸肉，"凡人身之阴阳气血将散者，皆能敛之。"（上，26）

补肝法：对于补肝之法，多有争议。俗有肝无补法之说，而张氏认为肝阳不振，肝气郁而下陷，皆为肝虚之证，当以重用黄芪而补肝，补肝气、益肝阳、救肝脱之法，堪称匠心独具。目前临床治疗饮食不消、血崩、阴挺以及腿痛肢痛等从补肝论治，收效独奇。

缓肝法：《内经》谓："肝苦急，急食甘以缓之。""所谓肝苦急者，乃气血忽然相并于肝中，致脏有急迫难缓之势，因之失其常司……故其治法，宜重用甘缓之药以缓其急。"（中，309）其药"但重用甘草一味，连煎服，数日痊愈"。（中，309）然如此之法仍不愈者，或加以凉润之品，

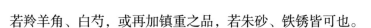

若羚羊角、白芍，或再加镇重之品，若朱砂、铁锈皆可也。

张氏治肝学术思想深邃精辟，并据此自拟治肝之方多首，如新拟和肝丸、培脾舒肝汤、金铃泻肝汤、镇肝熄风汤、升肝舒郁汤等，足启后学。

倡调气机：张氏深谙气机升降出入之理，治病善调气机。

立升阳举陷诸方：升阳举陷法的创立，是建立在大气学说的基础之上的，张氏本着"陷者举之"的原则，创此法以疗大气陷下诸证，首创升陷汤为代表的诸方，从实践上解决了大气虚陷的治疗问题，这也是对气虚下陷治疗的贡献。升陷汤组方巧妙，以黄芪为君，升补虚陷之大气，将升麻、柴胡、桔梗诸升提之药集于一方之中，并以知母凉润之性，以制黄芪之热，还可根据气虚轻重酌加人参。张氏以升陷汤为常方，又拟治大气下陷兼阳虚的回阳升陷汤；治大气下陷兼气分郁结的理郁升陷汤；治虚极下陷，小便不禁的醒脾升陷汤等变方，有关大气陷下证的理法方药一线贯通，用药丝丝入扣，特别是于每方之后，都有先生亲自治疗验案，挽救几多危重之证。

阐平降镇逆之法：浊气不降而反上逆为冲逆，升发太过亦常为患，因此对气逆之证如肺气郁、肝气冲逆、胃气上逆等皆当以沉降重镇为治，以平冲逆之危。张锡纯先生对平降镇逆之法的使用颇有心得，用药之中，尤崇赭石，且依据发病脏腑不同，配伍则有所侧重。

降胃浊，助胃下行：张氏以为"阳明胃气以息息下行为顺，为其息息下行也，即时时借其下行之力，传送所化饮食达于小肠，以化乳糜，更传送所余渣滓，达于大肠，出为大便，此乃人身气化之自然"（中，303）若胃气不降，上则为胀满，下则为便结，不降反逆则嗳气、呃逆、吐衄、胸膈烦热、头目眩晕、喘促咳嗽、反胃、心痞、噎膈、胁胀、惊悸、不寐，凡此种种，头绪纷繁，然病机则一。推胃气不降之由，"或因性急多怒，肝胆气逆上干，或因肾虚不摄，冲中气逆上冲，而胃受肝胆冲气之排挤，其势不能不行，转随其排挤之力而上逆"（中，303），治疗当审其病因。对胃气不降所致诸症，张氏往往异病同治，习以厚朴、鸡内金通降胃气，认为半夏"禀秋金收降之性，故力能下达，为降胃安冲之主药"（中，

107

张氏更推崇赭石降逆，举凡降胃方中，莫不以代赭石为君，恒能随手奏效。

镇肝逆，柔肝息风：肝体阴而用阳，性宜疏泄畅达。然由于肝之阴血濡养，才使之升而有制，不致太过。若肝阴肝血亏损，或肾精不足，水不涵木；肺气虚弱，金不制木，必致肝木偏旺，轻则头昏眩、肢颤、脑中昏愦、耳聋目胀，烦躁不宁，健忘，头重脚轻，面色潮红，腰膝酸软，脉弦硬而长，重则口眼歪斜，肢体偏瘫，言语不利，昏仆。张氏认为，肝阳逆上，急宜潜降，绝不能妄以升发，因而自制建瓴汤、镇肝熄风汤，二方均以赭石、龙骨、牡蛎、牛膝重镇潜降之品为主，意在平肝镇逆，引血下行。二方用药滋阴、清肝各有所重，但潜镇肝逆宗旨则一。

肃肺气，平肝和胃：肝气上逆，还可使胃失和降，进而影响肺气肃降，上逆而为咳喘。张氏对此之治，虽未立具体方剂，但从《医学衷中参西录》中可以看出，他往往从平肝降胃入手，以达肃降肺气之目的。如治喘咳常用川楝子、生白芍、龙胆草平肝泻火，用赭石、半夏、厚朴通降胃气；再用苏子、桂枝肃肺降气，使肝火得清，肝气得平，胃气得降，而不致上迫于肺，则喘咳自平，其中尤善用桂枝平喘。历代医家对桂枝，多力主宣散，唯张锡纯先生认为桂枝有"升大气，降逆气"（中，84）的升降双向作用，其善抑肝木之盛，使不横恣；善理肝木之郁，使之条达；又善和脾胃，故气逆上冲而喘者，可用桂枝理肝和胃肃肺。

创升降并调之剂：临床证候错综复杂，除上述所论大气陷下，胃逆肝冲者外，尚不乏清气不升，浊阴不降，清浊错杂交混者，表现为脘腹痞满，泛恶欲吐，不能饮食，喘促，二便失调等症。张氏对于升降乖乱者，升降并举，自拟升降汤，调其中气，使之和平，方用野党参、生黄芪、白术健中升脾；广陈皮、川厚朴、生鸡内金、生姜和中降胃，知母反佐；川芎舒肝助脾升；白芍敛阴助胃降；桂枝"善和脾胃，使脾气之陷者上升，胃气之逆者下降"（中，84）。此实为升降并调之良方。尚有培脾舒肝汤、理饮汤、镇逆承气汤等皆寓升降并调之理。

由上可见，张氏倡调气机的核心有升陷潜镇，体现了张氏不着眼于人体某一局部，胶执于某一疾病本身，而是放眼全局，从升降整体出发，全面认识人体，综合看待疾病，辩证地治疗疾病的唯物主义思想。

巧于攻补：张锡纯先生论治众多疾病，善施攻补兼施之法，其著作中补养药与开破药结合使用的实例很多。补药之中兼用活血之品是他受张仲景大黄䗪虫丸之启发，并从王清任活血化瘀诸方得到领悟。他认为人之气血以流通为贵，故在补方之中，佐使活血之品，不持壅补，注意补中有通，如加三棱、莪术于补剂之中，此二物既善破血，尤善调气，"三棱、莪术与参、术、芪诸药并用，大能开胃进食。"（上，6）

又如鸡内金为健胃消食之品，而张氏则谓其有化瘀作用，认为"无论脏腑何处有积，鸡内金皆能消之……加鸡内金于补药之中，以化经络之瘀滞而病始可愈。"（中，133）

再如治心虚怔忡之定心汤，于龙眼肉、酸枣仁、柏子仁补心之气血药中少加乳香、没药，以"流通气血"（上，42）。张氏针对肝体板硬者，柔肝之时亦重视活血，于当归、芍药、玄参、枸杞、阿胶等养血药中常以三七佐之。总之，以活血化瘀之品于补剂之中，有瘀能消，无瘀亦可行补药之壅滞，且可加强补药之力，可谓一举三得。

张氏在补剂之中兼用消导之药，也是补中寓攻思想的体现。他常以白术与鸡内金为伍。白术为健补脾胃之妙品，鸡内金为消化瘀积之要药，然白术土性壅滞，故白术多服久服反有壅滞之弊，有鸡内金善消瘀积者佐之，则补益与宣通并用，二者相得益彰，补益中土，不致壅滞。其他如资生汤、健脾化痰丸、期颐饼、生山药合鸡内金作粥服、生山楂与甘草并用等均攻补相须，并行不悖。

推崇活血：张氏论治瘀血，效法于仲景，亦受王清任的影响。其治疗瘀血，重视谨守病机。对实证可以开破通瘀为主；但气血因虚不能流通者，则以补虚通络为治。他还立有升阳活血、益气化瘀、温阳活血、清热化瘀、理气化瘀诸法，拟活血化瘀方50余首，运用活血化瘀药30余种，凡出血诸证，善用三七；凡病在血分，皆宜入血分之品以理之，如三棱、莪术；凡一切血凝气滞之证，则乳香、没药、水蛭等；凡奇经之瘀阻，则以鹿角胶温通之。张氏著名的活血化瘀方活络效灵丹，全方只有当归、丹参、乳香、没药四味组成，具有养血、活血、祛瘀通络、定痛之功，可治由气血凝滞，经络湮瘀所致疬癖癥瘕、心腹肢体疼痛、疮疡积聚等症。本方药味不多，但配伍合理，四药用量均等，其优点在于祛邪而不伤正，止痛效果颇佳，张氏尝谓"自拟得此方，数年之间治愈心腹疼痛者，不可胜计矣"（上，187）。

权变温清：张氏对寒热错杂之证善施温清并进之法。如治寒火凝结的赭遂攻结汤，取"干姜性热，朴硝性寒，二药并用，善开寒火之凝滞"（上，130）之意；升陷汤黄芪配知母，"用知母以济黄芪之热，则药性平和，始能久服无弊"（中，29）；黄芪膏中黄芪与生石膏同用，能调黄芪之热；秘红丹大黄配油肉桂，寒热相济，性归和平，降胃平肝，兼顾无遗；燮理汤仿交泰丸组方之意，黄连配肉桂，治寒火凝结下焦，二药等份并用，阴阳燮理于顷刻矣，等等用法，不胜枚举。度其用药之意，一方面协调药性寒热之弊，另一方面取其相反相成，提高疗效。

顾护阴液：张锡纯先生受养阴学派影响较深，所著《医学衷中参西录》一书养阴方药运用极多，全书自拟160余方，其中养阴之剂50余首，配合使用养阴药者亦有50余首，可见他在注意相互协调之中，比较重视滋阴，有时即便不唯补阴，却也十分注意兼顾阴液。张氏喜用熟地黄、山药补真阴，如玉液汤、滋阴宣解汤。对于阴分久亏，而久服滋腻恐生湿者，或兼夹湿邪者，则擅用滋阴利湿法，如珠玉二宝粥，"单用生山药，久则失于黏腻，单用薏米久则失于淡渗，惟等分并用，乃可久服无弊"（上，21）。尚有澄化汤、济阴汤、薯蓣苤苣粥等，亦属滋阴利湿。对于阴分久亏，阴损伤阳者，则于养阴之时，伍以参、芪补助气分，气阴双补。对于阴虚而阳亢者，则以萸肉补阴敛阳，用赭石、龙骨、牡蛎养阴潜敛，救治危重，往往出奇制胜。对于阴虚阴阳不相维系，阳气欲脱者，则用附子辛热回阳，复用重剂补阴，佐以芍药苦降，使阴足而能涵阳。凡此等，说明张氏重用养阴且滋阴有术。

以脏补脏：以脏补脏是针对发病脏腑之虚，使用动物相应脏器为药物以补之的特殊治法，也是张锡纯先生治法特色之一，他以鸡内金治疗脾胃虚弱，"鸡内金，鸡之脾胃也，其中偶有瓦石铜铁，皆有消化痕迹，脾胃之坚壮可知，故用以补助脾胃，大能运化饮食，消磨瘀积"（上，146）。"且其性甚和平，兼有以脾胃补脾胃之妙，故能助健补脾胃之药。"（上，2）他以猪胰治消渴，"盖猪胰子即猪之膵，是人之膵病，而可补以物之膵也。"（上，79）上述均是以脏补脏的例证。

4. 在妇科方面的主要学术思想：张锡纯论治妇科病证，首重于冲，善调脾肾，不囿旧说，多发前人之未发，虽未尽善尽美，然亦熠熠生辉。

（1）首重于冲：历代医家论治妇科病证，或重于脾，或重于肾，或重于肝，或重于气血，见仁见智，各抒所长。然张氏独重于冲，谓冲脉"上隶于阳明胃经，下连于少阴肾经，有任脉为之担任，督脉为之督摄，带脉为之约束，阳维、阴维、阳跷、阴跷为之拥护"（上，349）。显然，张氏将冲脉冠于奇经之首。盖因冲脉起于胞中，为十二经脉之海，渗灌阴阳，为全身气血之要冲，故张氏独重冲脉。张氏创妇科１７方，而治冲者居其七，于此可见一斑。

冲脉为病之记载，肇源于《内经》。《素问·骨空论》曰："冲脉为病，逆气里急。"《内经》以降，虽代有发挥，皆语焉不详。张氏独具只眼，探幽发微，详论冲脉之病因、病证、病脉及治法。曰："冲气上冲之病甚多，而医者识其病者甚少，即或能识此病，亦多不能洞悉其病因，而施以相当之治法也。"（中，464）论冲气上冲之因，"固由于肾脏之虚，亦多由于肝气恣横。"关于冲气上冲的症状，张氏曰："阻塞饮食，不能下行，多化痰涎，因腹中膨闷，嗳气，呃逆连连不止，甚则两胁胀痛，头晕目眩，其脉则弦硬而长。"（中，464）

冲脉为病，有虚实寒热之别，故张氏又提出了一系列调冲的方法，曰："郁者理之，虚者补之，风袭者祛之，湿盛者渗之，气化不固者固摄之，阴阳偏盛者调摄之。"（上，349）张氏还据此理论创立了理冲汤、安冲汤、温冲汤、固冲汤等著名方剂，为后世所称道，并于临床广为应用。张氏治冲之法，可概括为镇逆降冲、补虚固冲、温阳暖冲、活瘀调冲等四法。

温阳暖冲：温阳暖冲法主要用于阳虚冲寒不孕者。张氏本《内经》"太冲脉盛，月事以时下，故有子"之说，认为："在女子则冲与血室实为受胎之处。""冲脉无病，未有不生育者，故女子不育，多责之冲脉。"（上，349）

妇人血海虚寒不孕者，张氏创立了温冲汤，其病机盖因相火虚衰，以致冲不温暖。临床应用指征为："其人苦平素畏坐凉处，畏食冷物，经脉调和而艰于生育者，即以此汤服之。"又曰："或天气未寒而背先恶冷，或脉迟因而尺部不起，皆其外征也。"（中，486）方以附子、肉桂、补骨脂、小茴香、紫石英壮命火以温冲，归身养血，鹿角胶、胡桃仁益肾填精，山药补脾肾而培其生化之源。方中独重用紫石英者，取其性温质重，能引诸药直达于冲而温暖之。全方着眼于肾阳，补而不滞，温而不燥，切中病机。

肾虚冲脉虚寒而不孕者，临床并不少见，所以使用补肾温冲法治疗不孕症，是妇科常用的重要方法，尤其对子宫发育不全及卵巢功能失调所引起的不孕症，常能获得较为满意疗效。

沧州地区中医院孙光周先父，熟谙张氏之学说，对温冲汤加以化裁，创温冲促孕丹，方以鹿角霜、淫羊藿、川续断、菟丝子补肾填精；熟附子、补骨脂、炒小茴香、紫石英、细辛、肉桂、硫黄补命火，暖冲促孕；黄芪、党参、山药、茯苓、白术、熟地黄、当归、白芍益气血；香附、川芎、水蛭、穿山甲珠理气活血通经，诸药合用，具补命门、温冲脉、通经促孕之功。孙氏运用温冲促孕丹治疗不孕症174例，其中属气血不足者11例，属痰湿郁阻者24例，肝郁气滞者37例，肾阳虚衰者102例。病程在3年以上者85例，5年以上者64例，9年以上者25例。用药两个疗程（25天为一疗程）而孕者31例，3个疗程而孕者32例，4个疗程而孕者84例，6个疗程以上未孕者27例，治愈率为84.5%。（张锡纯学术会议资料）

温冲法亦用于癥瘕、月信不通者。张氏曰："然癥瘕不必尽属瘀血也。大抵结为瘀血癥瘕者，其人必碍生育，月信恒闭。若其人不碍生育，月信亦屡见者，其癥瘕多系冷积。"体壮者犹可攻逐冷积，"若其处觉凉者，多

平脉辨证相濡医论（第二版）

服温暖宣通之药，其积亦可下。"（中，462）张氏妇案云：下焦板硬，月信逾两月未见，脉象左右皆弦细，其为上有寒饮，下有寒积无疑。方用干姜五钱，于白术四钱，乌附子三钱，云苓片、炙甘草各二钱、陈皮、厚朴各半钱，生白药三钱以为反佐。后附子加至八钱，服逾十剂，大便日行数次，多系白色冷积，如此五日，冷积泻尽而孕。（中·482）此即以温冲法治癥瘕经闭之例。

温冲法亦用于带证、血崩。张氏云："女子带证，来自冲任或胞室……凉甚者，（清带汤）加干姜、桂、附、小茴香。"（中，484）又云："女子血崩，因肾脏气化不固而冲任滑脱也，曾拟有固冲汤……凉甚者加乌附子二钱。"张氏治一妇人陡然下血，用固冲汤去芍加野台参八钱、乌附子三钱，一剂血止。（上，348）

李穆氏报道用清带汤加白术、小茴香、肉桂、鹿角霜等温阳暖冲法治疗绝育手术后带、崩者多例，收到了明显效果。（张锡纯学术会议资料）

综上所述，凡阳气不足、冲脉虚寒而崩漏、带下、癥瘕、经闭、滑胎、不孕等证，皆可施以温冲法。

镇逆降冲：镇逆降冲法主要用于倒经及妊娠恶阻等证。《素问·厥论》曰："阳明厥逆，喘咳身热，善惊，衄，呕血。"张氏本《内经》之旨，谓倒经虽属胃气上逆，然其本缘于冲气上逆。因冲脉上隶于阳明胃经，下连于少阴肾气。"少阴肾虚，其气化不能闭藏以收摄冲气，则冲气易于上干；阳明胃虚，其气化不能下行以镇安冲气，则冲气亦易于上干。冲中之气既上干，冲中之血自随之上逆，此倒经所由来也。"（上，352）张氏以仲景麦门冬汤加味治之，以半夏降胃安冲，因半夏禀秋金收降之性，力能下达，为降胃安冲之主药；山药补肾敛冲，冲中之气安其故宅，冲中之血自不上逆；更以芍药、桃仁、丹参开其下行之路，使冲中之血得循故道，倒经自止。

妊娠恶阻呕吐，张氏因"其冲气胃气皆上逆"（上，355）以安胃饮治之。方中半夏辛温下行，为降逆止呕之主药；"生赭石压力最雄，能镇胃气、冲气上逆，开胸膈，坠痰涎，止呕吐，通燥结。"（上，29）又曰："愚治恶阻之证，遇有上脘固结，旬日之间勺饮不能下行，无论水与药，入口须臾即吐出，愚放胆重用生赭石数两，煎汤一大碗，徐徐温饮下，吐止、结开、便通而胎元无伤。"半夏、赭石二药，张氏视为降逆平冲之要药，凡冲气上逆之呕吐、倒经、吐血、咳喘、呃逆、痰饮、中风等皆用之，这是张氏用药的一个特点。

吕奎杰氏遵张氏镇冲逆降法治中风、呕吐、衄血、喘息、倒经等病证，皆取得了较好的效果。认为："张氏的论点及其治法，是经得起临床重复和验证的。"（张锡纯学术会议资料）

何秀川氏《运用张锡纯加味麦门冬汤治疗妇女经前冲逆证》一文认为："妇女经前的眩晕、咳逆、头痛、吐血等证，皆冲气上逆所致，其病机与倒经同，临床喜用加味麦门冬汤化裁，每获奇效。推而广之，此方尚用于妇女经前紧张综合征，如经前烦躁、胸闷、乳房胀痛、腹痛腹泻等，也取得一定疗效。"何氏据自己临床体会认为，经前冲气上逆，其症状多发生于身体上部，特别是头面部，是应用本方的关键。何氏常于方中加牛膝引血下行，加赭石以镇逆气，颇合锡纯立方之旨。（张锡纯学术会议资料）

补虚固冲：补虚固冲法主要用于冲任滑脱之崩漏、带下证。张氏云："女子血崩，因肾脏气化不固，而冲任滑脱也"（中，484），治以固冲汤。又云："血崩之证，多有因其人暴怒，肝气郁结，不能上达，而转下冲肾关，致经血随之下注者……当其血大下之后，血脱而气亦随之下脱，则肝气之郁者，转可因之而开，且病急则治其标"（上，348），张氏亦以固冲汤治标急。

固冲汤以白术、黄芪益气健脾而摄血，山茱萸、白芍补肝肾而收敛元气，煅龙骨、煅牡蛎、茜草、螵蛸、五倍子、棕炭固涩滑脱以止血。该方补涩并同，标本相兼，止血固脱之力甚雄，诚为治血崩之要方。

张氏安冲汤，方义和药物与固冲汤多有相同之处。安冲汤所治者缓，固冲汤所治者急，故固冲汤止涩固脱治标之力更胜。

大气下陷亦可致冲胃之气上逆，升陷补虚，即可治其冲逆。盖"人之大气，原能斡旋全身，为诸气之纲领，故大气常充满于胸中，自能运转胃气使之下降，镇摄冲气不使上冲。大气一陷，纲领不振，诸气之条贯多紊乱……大气下陷者，实可致冲胃气逆也。"（上，353）张氏于气陷而冲胃气逆致倒经者，主以升陷汤治之，补虚即可降冲。若气陷而冲任不固致崩漏者，张氏亦以升陷汤治之。血上溢或下脱，因气陷而致之者，皆施以升陷汤，亦异病同治也。

杨永芳氏以安冲汤治疗崩漏 26 例，疗效满意。认为应用该方"一般不须加减，而药物剂量可根据病情适当变动，如气虚明显者，重用黄芪；热象突出者，重用生地黄；出血较多者，重用龙骨、牡蛎；瘀血较重者，重用茜草"。作者体会道："对复发病例，在再次投以安冲汤止血后，有意延长巩固性治疗时限，结果复发率明显降低。提示巩固性治疗对稳定疗效、防止复发具有重要意义。"（《浙江中医杂志》，1983，7：324）另有李保富氏报道，以加味安冲汤治疗功能性子宫出血 40 例，服药 5～10 剂，痊愈 33 例，好转 6 例（《北京中医杂志》，1983，3：36）。于世良氏以安冲汤治崩中、漏下、带下经久不愈等病证，"屡经实验，效果颇佳。"（《四川中医》，1983，2：50）熊氏对劳伤、虚寒、虚热、血瘀之崩漏，均以固冲汤为基础方治之，劳伤加红参、三七、鹿角霜；虚寒加附片、炮姜、艾叶；虚热加生地黄、牡丹皮、旱莲草；血瘀加蒲黄、赤芍、当归。（《北京中医学院学报》，1984，1：38）李惠之氏曰："二十年来，我每遇此病（指子宫出血），常用固冲汤治之，应手奏效。"（《江苏中医》，1963，10：38）张定基氏以固冲汤加仙茅、淫羊藿、知母、黄柏，名二仙固冲汤，治更年期崩漏，疗效满意。因更年期已届七七之年，肾气衰，天癸竭，冲任虚，固摄无权，易致崩漏。固冲汤健脾益肾，固涩冲任；加二仙汤温补肾阳，复其固摄之权（张锡纯学术会议资料）。包国材亦云："本方对危重的老年血崩证确有疗效，可以推广使用。"（《福建中医药》，1982，4：33）由上述可见，后世对固冲汤广泛应用，不仅疗效可靠，而且扩大了原方的使用范围。

化瘀调冲：冲为血海，为气血运行之要冲。冲脉调和，则疾病无以发生。若经期产后，风寒外侵或情志内伤，或任重闪跌，或用药失宜，致妇女经闭不行，或产后恶露不尽，凝结于冲任之中，而流走之新血又日凝滞其上以附益之，逐渐而为癥瘕矣。（中，481）瘀血不去，新血不生，脏腑失却濡养，"致阴虚作热，阳虚作冷，食少劳嗽，虚证沓来"，证虽似虚，然根蒂在于血瘀气滞，理冲汤、理冲丸即为此而设。功能扶正祛邪，消瘀行滞，活血调中。"亦治室女月闭血枯、男子劳瘵、一切脏腑癥瘕、积聚、气郁、脾弱、满闷、痞胀、不能饮食。"（上，340）

张氏立方之旨，实本于仲景，曰："仲景治劳瘵，有大黄䗪虫丸，有百劳丸，皆多用破血之药。"又曰："虚劳者必血痹，而血痹之甚又未有不虚劳者。并知治虚劳必先治血痹，治血痹亦即所以治虚劳也。"（上，5）大黄䗪虫丸中，重用䗪虫、水蛭、蛴螬、大黄、桃仁、干漆等活血通痹以祛瘀，又经地黄、芍药、甘草滋润养阴补其虚，攻补兼施。张氏宗此旨，亦以活血化瘀通痹法治疗虚劳，以三棱、莪术、鸡内金活血化瘀，又以人参、黄芪诸药顾护正气，则瘀血去而气血不致损伤。"且参、芪之补气，得三棱、莪术以流通之，补而不滞，元气愈旺。元气既旺，愈能鼓舞三棱、莪术之力，以消癥瘕，此其所以效也。"（上，341）

后世对理冲汤的应用很广。蒋立基氏云："每见慢性盆腔炎、附件炎、经前期紧张、更年期综合征、慢性前列腺炎等患者，常伴有头痛、头晕、耳鸣眼花、失眠多梦、心悸健忘、焦虑不安、心中懊侬、莫可名状、胸胁胀闷、血压不稳，或出现一些很不具体的症状，用通常调肝方法，诸如疏之、散之、平之、息之等，以求肝气冲和条达，常鲜效验。但用理冲汤加减治之，往往可应手取效。"又曰："活血通络以调气，实乃图本之治……又因本方健脾运、益脾阴而开胃进食，可裕气血生化之源，则气血充盛，阴精满盈，使任脉通，太冲脉盛，进而渗诸阳，灌诸精，则逆气里急等冲脉病患自平。"（《辽宁中医》，1985，9：25）周达人氏将理冲汤广泛应用于"体质虚羸、瘀血内停所致的月经不调、痛经、崩漏、经闭与盆腔炎、子宫肌瘤、子宫内膜异位症、卵巢囊肿、输卵管不通、不孕症及产后腹痛、恶露不下等症"。视其体质，调整攻补的比例。（《河北中医·张锡纯论文专辑》31页）这就不仅使张锡纯的学术理论与方药得到重复验证，而且大大扩展了应用范围。

（2）善调脾肾：张氏论治妇科病证，善从脾肾入手。

血枯经闭首重脾胃：女子血枯不月，俗皆用破血通经之药，往往病未去而正气已伤。张氏遵《内经》"二阳之病发心脾，有不得隐曲，在女子为不月，其传为风消，其传为息贲者，死不治"之旨，从脾胃入手，以资生汤及资生通脉汤治之。脾胃为后天之本，气血生化之源，化生万物，资生一身。若"脾不能助胃消食，变化精微以溉五脏，在男子已隐受其病而尚无显征，在女子则显然有不月之病"（上，2）。治此证，当"戒病者淡泊寡欲以养其心；而复善于补助其脾胃，使饮食渐渐加多，其身体自渐渐复原"（上，2）。又曰："治之者，自当调其脾胃，使之多进饮食，以为生血之根本。"（上，363）二方皆以山药健脾滋阴，白术健运脾气，鸡内金健胃消食化积，此三味为不可挪移之品。女子月信若日久不见，其血海必有坚结之血，鸡内金善消有形郁积，服之既久，瘀血之坚结者自然融化，新血活泼增长。资生汤中佐玄参滋肾水以退虚热，牛蒡子利肺气以止嗽定喘。资生通脉汤中佐玄参、芍药以退虚热，萸肉、枸杞补其肝肾，桃仁、红花活血通经，甘草补脾胃之虚。

女子以血为主，凡经、孕、产、乳无不以血为本。血者，水谷之精气，化源于脾胃。倘脾胃虚，化源枯，则发为经闭、崩漏、乳少等疾。张氏故首重脾胃，多进饮食，自为生血之本。

张氏调脾胃，兼蓄东垣、香岩之长，以山药滋脾阴，以白术益胃阳，刚柔相济，润燥并施，资生汤、资生通脉汤中皆举为主将，为不可移易之品。

张氏治痨瘵血枯经闭重于调胃，确有至理。盖痨瘵者，未尝不有阴虚蒸热之征，俗皆以滋阴退蒸热为主，不无舍本逐末之嫌。脾胃已弱，养阴复加腻滞，生化之源不复，欲滋阴而阴难复，反成害胃之鸩毒。张氏独重脾胃，诚求本之举，俟脾胃健壮，多能消化饮食，则全身自然健壮，何患经闭不愈？

孙秉恒氏曾治一女，身体羸弱，咳喘不食，颧红潮热。初诊沿用二地、二母、玄参、地骨皮等滋阴清热套药，10剂未效，更医数人，竟致汤水不欲进。后改用"资生汤"加减而告痊愈。隔年随访，见其体健而胖，面红有光，精神振奋，饮食大增（张锡纯学术会议资料）。此例恰可说明治瘵瘵血枯重在调脾胃的意义，若率用滋阴退蒸则碍脾，生化之源告竭，五脏何以滋灌？率用活血破滞以通经，则戕其元气，经未至而气益耗，何期复康？张氏谆谆之苦心，当为后世之楷模。

另有张殿龙氏以资生汤治血枯经闭，气虚者加党参、茯苓，血虚加四物汤，腰痛加女贞子、菟丝子，亦获满意疗效。（《吉林中医药》，1981，3：20）资生汤的疗效，确可经得起临床重复验证。

胎元不固，补肾安胎：前贤安胎，说法不一。丹溪以产前多热，用黄芩、白术，谓"黄芩、白术为安胎圣药"。秦天一云："胎前大约以凉血顺气为主，而肝脾胃三经尤为所重。"陈修园则笃信热药始能安胎。陈自明认为，滑胎多是气血不足，曰："血气不足，故不能养胎，所以数堕胎也。"张景岳亦云："凡妊娠之数见堕胎者，必以气血亏损而然。"而张锡纯则主张滑胎从肾论治。曰："男女生育，皆赖肾脏作强。""肾旺自能荫胎也。"冲为血海，任主胞胎，二经皆起源于肾。张氏据此立寿胎丸，方以菟丝子强腰壮肾为君，辅以桑寄生、川续断强腰肾，佐阿胶以滋阴补肾，肾旺自能荫胎。

寿胎丸已被后世广泛应用。施瑞兰等以寿胎丸加味治疗先兆流产44例，有效率97.7%。（《中医杂志》，1983，12：21）朱金凤氏以寿胎丸加味治疗先兆流产110例，有效106例，占96.36%。实验证明，本方安胎的机理，主要有三个方面作用：抑制子宫收缩；加强垂体－卵巢促黄体功能；具有雌激素样活性，促进子宫发育。（《中西医结合杂志》，1987，7：407）

笔者以寿胎丸加减治疗习惯性流产15例，流产3胎者9例，4胎者4例，6胎者1例，8胎者1例。服药5～15剂者6例，16～30剂者9例。15例均足月顺产，母子健康。（《河北中医·1985年专辑》第26页）

刘燕宁氏以寿胎丸保胎，服保胎药组30例（用药3～70天），未服

平脉辨证相濡医论（第二版）

保胎药组 27 例，为对照组。两组相较，寿胎丸组小儿智商＞120 之例数多于对照组，统计学处理有显著意义，其余检查两组无异常。(《湖北中医杂志》，1987，4：26)

后世不仅以寿胎丸保胎，而且扩大了其使用范围。陈钢氏以寿胎丸治疗肾虚型妇科病证，如闭经、带下、胎位不正、产后腰痛等，都取得了肯定的疗效。(《浙江中医杂志》，1984，11：520)

（3）不囿旧说，别具慧眼：论寒热往来，别开生面。妇人寒热往来，医家多以热入血室或邪在少阳论之，皆主以小柴胡汤。张氏补前人之未备，又提出了寒热往来的四种原因，在理论与实践上都有重要意义。

气郁而寒热往来。张氏云："妇女性多忧思，以致脏腑经络多有郁结闭塞之处，阻遏阳气不能外达……于是周身之寒作矣。迫阳气蓄极，终当愤发……热又由兹而生。"（上，339）因忧思而气机郁结，阳气不能外达，外失温煦而寒，迫阳气蓄极而发则为热，于是寒热交作。

肝虚而作寒热。肝胆同气，脏腑相依。胆为阴阳出入之枢，胆病则阴阳出入乖戾而寒热往来；肝为阴尽阳生之脏，肝虚则阳气不升，阴阳不相顺接而寒热胜复，发为寒热往来。故张氏云："肝为厥阴，虚极亦为寒热往来。"（上，27）又云："有谓肝虚则乍寒乍热者，斯说也，愚曾验过。"张氏遵《内经》之旨，"单重用山萸肉二两煎汤，服之立愈。"（上，338）《本经》山茱萸原主寒热，其所主之寒热，即肝经虚极之寒热往来也。"（上，27）来复汤项下附有案例可参。

大气下陷而寒热。张氏云："有胸中大气下陷作寒热者，盖胸中大气即上焦阳气，其下陷之时，非尽下陷也，亦非一陷而不升也。当其初陷之时，阳气郁而不畅则作寒；既陷之后，阳气蓄而欲宣则作热。"（上，156）此证若不知病源，误认为气郁不舒而开通之，则剧者呼吸将停，努力始能呼吸；犹认为气逆而降之，则陷者益陷，凶危立见，当以升陷汤升举大气。方中黄芪善补肝气且能升提，肝气复则阳始能升；升麻、柴胡、桔梗助其升提，佐知母监制黄芪之热。

癥瘕阻塞而寒热。经云："升降出入，无器不有。"若气机被癥瘕阻塞，则阴阳升降乖戾。阳气不升，则阴寒转而乘之，阴乘阳位而寒；阳气不升而郁，蓄极而伸则为热，于是寒热交作。故张氏云："有经闭结为癥瘕，阻塞气化作寒热者，可用理冲汤"。（上，336）调其阴阳，破其癥瘕，气血通畅，寒热自除。

张氏论寒热，皆从气机升降着眼，或邪阻而气化不利，或正虚无力气化，皆可使阴阳升降出入乖戾，发为寒热。故治法中有调气解郁除寒热，有活血破癥除寒热，有扶正升陷除寒热，有补肝升阳除寒热等法。推而广之，凡邪实、正虚而升降出入失其常度者，皆可致寒热交作。治之当审因论治，务在调畅气机，升降出入畅达，寒热自除。读张氏之书，当可悟通寒热往来之机，不必拘于少阳一证。

带下有滞，别具一格。带下证，医者多从脾虚湿盛，或肾虚带脉不固论之。张氏独曰带下"非仅滑脱，也若滞下，然滑脱之中，实兼有瘀滞。其所瘀滞者，不外气血"（上，350）。又曰："带下似滞下之说，愚向持此论。"（上，351）张氏据此立清带汤，取龙骨、牡蛎以固脱，茜草、海螵蛸以化滞，收涩之中兼能开通，相得益彰；更用生山药以滋真阴、固元气，再随其寒热而加减消息之。

阴挺从肝，别树一帜。阴挺之证，医者多以气虚不能升提，或湿热下注论之。张氏独曰阴挺"病之原因，为肝气郁而下陷无疑也"（上，362）。肝主升，肝气虚，则清阳不升，转而郁结下陷，胞宫下为阴挺，张氏立升肝舒郁汤，"方中黄芪与柴胡、川芎并用，补肝即以舒肝，而肝气陷者可升；当归与乳、没并用，养肝即以调肝，而肝气之郁者可化。又恐黄芪性热，与肝中所寄之相火不宜，故又加知母之凉润者，以解其热也。"（上，362）

癥瘕系冷积，别有卓识。从来癥瘕皆以瘀血论治，张氏独具卓识，曰："癥瘕不必尽属瘀血者。大抵瘀血结为癥瘕者，其人必碍生育，月信恒闭。若其人不碍生育，月信亦屡见者，其癥瘕多系冷积。"（中，482）形壮者，可用炒牵牛末三钱下之；形稍弱者，可用参芪煎汤送服牵牛末。服至月余，其癥瘕自消。

平脉辨证相濡医论（第二版）

胎前产后不囿旧说。张氏善于思考，勤于实践，遵古而不泥古，不为旧说所囿。

产后当凉则凉。俗曰"产后宜温"，周学霆《三指禅》云："温补二字，在产后极为稳当，其于证之虚寒者，固不外肉桂、干姜；即证之大热者，不离肉桂、干姜。"此说一出，后世多宗之，遂视产后宜温为定律。张氏不囿其说，曰："产后忌用寒凉，而温热入阳明腑后，又必用寒凉方解。"（上，360）制滋阴清胃汤治之，重用玄参滋阴清热。热甚者，白虎亦在所不忌，甚至石膏用至数两。

用药颇具胆识，俗曰："产前宜凉。"然确有寒者，热药不避。附子原有损胎之说，虽于产前，亦当用则用，毫不苟循。张氏治一孕妇，上有寒饮，下有寒积，附子用至三钱，后更加至五钱，下冷积若许，而胎儿安然无恙。故张氏曰："夫附子原有损胎之说，此证服附子若此之多，而胎竟安然，诚所谓'有故无殒，亦无殒'者也。"（中，482）

赭石，《名医别录》称其能堕胎，张氏恒用其镇冲降逆治恶阻。曰："赭石之质重坠，可堕已成形之胎也。若胎在五六月时，诚然忌之。若在三月以前之胎，虽名为胎，不过血脉一团凝聚耳，此时惟忌用破血之品，而赭石毫无破血之性，且其质虽重坠，不过镇降其肝胃上逆之气使归于平，是重坠之力上逆之气当之，即病当之非人当之也"（下，177），故而孕妇不避，张氏治恶阻之安胃饮中，若便结者即重用赭石代石脂，降逆平冲止呕。

张氏制妇科方17首，构思精巧，不乏新意，卓然一帜，皆为后世医家所习用。尤其发挥冲脉理论，厥功匪浅，不愧一代名家。

5. 在方剂方面的主要学术思想：张锡纯先生在《医学衷中参西录》中精心制方160余首，用药也十分精炼，其治疗内科病证的方药多数被近代医家沿用。他注重实践，讲究疗效，富于胆识，敢于创新，其制方用药的经验之谈，是对中医学的卓著贡献，他的处方应用至今，得到后世的普遍赞誉，引起中医界对探讨研究其制方、用药经验的广泛兴趣，在此仅就内科范畴所用方药作一简括研讨。

（1）制方原则及特点：张氏制方理论，是以《内经》作为指导，在极力阐发其中奥旨的基础上，效法仲景，立足于自己的医疗实践，创出符合临证实际，确有实效的多首处方。他认为，临证之道，不用古方，不能治病；拘守古方，亦不能治病，指出师古不泥古，师古创新的重要性。如他在创制镇肝熄风汤一方时说"盖肝属木，中藏相火，木盛火炽，即能生风"，"此诚由《内经》'诸风掉眩，皆属于肝'句悟出"。（上，314）

他细思《内经》煎厥、大厥、薄厥三条原文后，参西医之理，认为这是由于脑部充血所引起的疾患，故用牛膝引血下行，方中镇肝息风与顺达肝木之药并用，既有息风之力，又有防肝风激发之功，充分印证了《内经》"血菀于上，使人薄厥"的理论。镇肝熄风汤经久用而不衰，无论在中风前、中风时、中风后，只要属于肝阳化风的病机均可使用。

又如他创制的治吐血的寒降汤、清降汤、温降汤、保元寒降汤、保元清降汤5方，虽脱胎于《金匮要略》治吐血的泻心汤，实本于《内经》吐血、衄血责之阳明不降之旨，因此他提出治吐血、衄血应以降阳明厥逆为主。降阳明厥逆，莫若赭石、半夏。在以上5方中，方方有赭石，3方有半夏，组方至精至巧。

由于张氏创制新方，理法俱全，用药简明，与《内经》理论、仲景制方风格一脉相承，故后人多喜用之。目前应用通变白头翁汤治赤白痢；理冲汤治肠结核并结核性腹膜炎，急性肠梗阻；安胃饮治早期妊娠呕吐；白茅根汤治急性肾炎等，各地均有报道。而升陷汤、理冲汤、加减麦门冬汤等20多个方剂，又被分别录入中医《方剂学》教材之中。

张氏制方态度严谨，药物配伍确当，处方主次分明，众药通力合作，故能击中要害，切中病机，取得卓效。

他制方重君、臣、佐、使配伍，以著名的升陷汤为例，黄芪为君重用，善补气，又善升气；升麻、柴胡为臣，助黄芪升提下陷之气；知母为佐，凉润之性兼制君药的副反应；桔梗为使，载诸药以达病所。从中不难看出张氏制方用心之良苦。

其次，在他的处方中极重脾胃之气，多首处方配以健脾和胃之药，反映了他固守中州的学术思想。

至于处方中升降并调，一升一降，气自流通；寒热同用，扬长避短；攻补兼施，补中寓泻，益之无壅的配伍原则，都体现了他制方用药的绝妙。

张氏组方力主药味少而药量重，以单刀直入、夺关斩将之势，力挽沉疴，可谓用药纯重。在他自制的方剂中，最多不超过 12 味，以 6～8 味居多，以 1～3 味组方者亦不少见。但其使用药量则较重，在处方中淮山药、石膏、赭石、山萸肉、生地黄、熟地黄、白术、黄芪、当归、龙骨、牡蛎 50 多种药用量在 30g 以上，其中以淮山药、生石膏用重量者最多，如镇逆白虎汤、白虎加人参以山药代粳米汤，石膏用量达 90g，知母 45g；薯蓣鸡子黄汤、薯蓣粥，怀山药都用至 500g；来复汤用山萸肉至 60g，龙骨、牡蛎各 30g，荡痰汤用生赭石 60g，鸡内金 60g，枣肉 250g；解毒生化丹用金银花 30g，鸦胆子 60 粒，病重者日服 2 剂；理冲汤中生水蛭 30g，生黄芪 45g；白茅根汤用白茅根 500g 等。总之，他组方用药味数之少，用量之重，实属常人所不及，若不是胆识俱全，则难臻于此。

张氏用药纯重，胆大而不孟浪，他对一些剧烈药品，从不轻施于人，往往借鉴前人经验，加之亲自验证，以确定药性如何，用量也往往由少渐多，因此多能得心应手，把握成败。有些毒药，他还亲口尝试，获得第一手资料，令人敬佩之至。

张氏处方虽大，但有丸、饮、饼、粥、丹等不同剂型，一般都徐徐分次服饮，中病即止，以知为度，并不一次尽剂，可谓见明治勇。

张氏制方，丸、散、膏、丹一应俱全，其中以"粥"为剂者，则别开生面。他以药制粥，剂型简单，用治疾病，老幼咸宜。尤其对慢性虚弱性疾病需长期进补者，则易于为病家接受。目前有报道用珠玉二宝粥配合抗结核药物治疗结核性渗出性腹膜炎，有明显缩短疗程、减轻症状的效果。有用薯蓣半夏粥治疗神经性呕吐者，因半夏降胃中冲逆之气，山药调胃生津，常收立竿见影之效。有用三宝粥治阿米巴痢疾；薯蓣粥治病后或年老体弱；薯蓣鸡子黄粥治小儿久泻和成人慢性溃疡性结肠炎者，确有强身祛病之效。特别是在大力开发药膳的今天，张氏粥方也为食疗增添了耀人的光彩。

张锡纯先生平素注意搜集、整理、使用民间单方验方，如鸦胆子治赤白痢，系得之药店秘方；牦牛蛋加黑豆一撮治崩漏是从病妇所得；小蓟根治吐血是从诗友得来；绿豆芽加姜汁、黄蔗糖作膏治带下则见诸报端。凡此诸方，张氏事必躬亲，验之临床，得效之后方列书中以传后人。

（2）重视配伍，疗效卓著：先生在精研药性的基础上创制了许多新方。方中用药精练，配伍严谨。他指出用药配伍的原则是"取其药性化合，借彼药之长以济此药之短"，故在他所制的方中常见到寒药与热药同用；补药与破药同用；润药与燥药同用；通药与涩药同用。既能治病，又无弊病产生，且能获得显效。张氏配方用药尊古而不泥古，颇多创新，对后人影响很大。下面举例说明用药配伍的规律。

寒热相配

黄芪与知母：张氏创制的许多补气方中以黄芪为主药，但他认为"其性稍热，故以知母之凉润者济之"，且指出"用知母以济黄芪之热，则药性和平，如能久服无弊"。

干姜与芍药：先生所拟温降汤中以二药同用，其方治疗因凉胃气不降至吐衄有显效。方中既用干姜、生姜温胃降逆，又用芍药护肝、凉肝，使各归其经，各守其职，达温胃而不动相火之妙。故先生解释"用芍药者，所以防干姜之热力入肝也，且肝为藏血之脏，得芍药之凉润以养之，则宁谧收敛，而血不妄行"。

大黄与肉桂：张氏自创的秘红丹中，用大黄末配肉桂末治肝郁胃气上逆致吐衄证，或吐衄证屡服他药不效者，无论因凉、因热服之均有捷效。他认为"平肝之药以肉桂为最要，肝属木，木得桂则枯也，而单用之则失于热；降胃止血之药，以大黄为最要，胃气不上逆，血即不逆行也，而单用之又失于寒，若二药并用，则寒热相济，性归和平，降胃平肝，兼顾无遗。"临证凡遇吐血者，投以此方，皆随手奏效，且无留瘀之弊。

除上述外，寒热并用之方比比皆是，如黄芪膏中黄芪配石膏；燮理

平脉辨证相濡医论（第二版）

汤中黄连配肉桂等。既能协调药性寒热之弊，又能取其相反相成而增强药效。

补破相兼

参、芪与三棱、莪术：在仲景治血痹虚劳用大黄䗪虫丸、百劳丸及王清任活血化瘀法统治百病的启示下，先生制方尤善用攻补兼施之法。他认为"盖虚极之人，补药难为功，而破药易见过也"。故为治虚劳而设的十全育真汤中既用参、芪，又用三棱、莪术。并指出："愚于破血药中，独善用三棱、莪术，补药剂中以为佐使，将有瘀者瘀可徐消，即无瘀者亦可借其流通之力，以行补药之滞，而补药之力愈大。"又说："其补破之力皆可相敌，不但气血不受伤损，瘀血之化亦较速，盖人之气血壮旺，愈能驾驭药力以胜病也。"所以在理冲汤中仍以参、芪、三棱、莪术同用，治妇女经闭、癥瘕，男子劳瘵、积聚、痞胀等皆有效验，确能起到"邪去正气无伤损"之功。

白术与鸡内金：先生所拟的方中以此二药为主的甚多。他认为白术为补健脾胃之主药，然性壅滞，故佐以鸡内金消瘀积，补益与宣通并用，不但治痰甚效，又能开胃增加饮食，"且久服之，可消融腹中一切积聚"，又治妇女血枯经闭。如健脾化痰丸为治痰饮之方；益脾饼为治泄泻、完谷不化之方；鸡胵汤和鸡胵茅根汤为治鼓胀之方；资生通脉汤为治女子血枯不月之方等，诸方皆以二者为主药，取其补破之力，以扶正胜邪。

此外，当归、黄芪与乳香、没药同用；当归、山萸肉与乳香、没药同用，补破相兼之方不胜枚举，临证广泛用治多种疾患均获显效。张氏善用攻补兼施以立法制方，堪为一大特长。

润燥相济

半夏与柏子仁、黑芝麻：理痰汤为治肾虚不固，气化不摄，痰涎壅塞而设，方中以半夏为君，为防半夏之燥，配用芝麻、柏实以润之。他说："痰之本原在于肾。"故方中重用芡实收敛肾气，用柏实、芝麻既能润半夏之燥，又兼助芡实补肾。可达到祛痰饮而不伤正气之功。张氏临证用此方屡建奇功，即使痰证重危服后亦可挽救。

半夏与山药：半夏为降胃安冲之主药，治胃气上逆呕吐、吐衄等证张氏喜用之。但因其辛而燥，故每与山药同用之。山药液浓滋润，既能润半夏之燥，又能补脾肾以敛冲，可获一举两得之功。

通涩并行

山药与牛蒡子：张氏治劳瘵喘嗽或虚劳发热、咳嗽诸方，皆以山药配牛蒡子同用。他认为"牛蒡子与山药并用最善止嗽"，但山药性收涩，质黏润，多服久服易生壅滞，故以牛蒡子滑利之性相济之。

山药与滑石：张氏治寒温外感之诸证，出现上焦燥热，下焦滑泄无度等危候时，最喜用滑石配山药。认为山药性涩补，善治滑泻，但有碍于燥热，用凉润药治燥热，更加重滑泄。因此用滑石凉散、滑利之性，泄热利小便，与山药共奏清热止泻之功。

诸如生山药与生薏苡仁同用、山药与车前子同用亦不乏见，皆体现了先生配伍用药的风格。总之，先生临证用药，穷于探索，敢于创新，在博取众家之长的同时，刻意求新，摸索出一套用药规律，对后世中药应用研究，确实起了促进作用。

6. 在中药方面的主要学术思想：先生毕生注重实践，讲究实效，应用药物，独具创见，对中药学的发展贡献卓越。

（1）精研药性，尊古创新：张氏非常重视药性，认为医者"就第一层工夫言之，则最在识药性"，又指出《神农本草经》为讲药之祖，胜于后世本草"。他一生精研典籍，孜孜不倦，仔细揣摩，尤善阐发《神农本草经》之余蕴。

先生研究药性更注重实践，他尝曰："欲审定药性，须一一自家亲尝。""几经尝试，确知其药之能力性质，而后敢放胆用之。"即毒如巴豆、甘遂亦曾少少尝之。如嚼服甘遂一钱，连泻十余次，所下皆系痰水，而悟为开顽痰之主药；嚼服带皮生桃仁一钱，心中安然，而知生桃仁无毒，始敢连皮尖用之等。先生不顾个人安危，亲口尝试，悟出药性之真谛，而后施之于人，这种高尚医德和严谨的治学态度，使他对多种药物性能认识深刻，阐述精辟。张氏研究应用药物独具风格，自成一家，对后世影响极为

平脉辨证相濡医论（第二版）

深远，下面仅从五个方面浅析先生用药之特点。

灵活善用

先生积一生临床经验之所得，著述药物专辑虽只有 88 味，而药后讲解近 10 万言。他熟握药性，运用灵活，善于变通，对许多药物有独到见解，如提出山药在滋补药中诚为无上之品、赭石为救颠扶危之大药、黄芪补气升气又善利小便、山萸肉救脱为第一要药、鸡内金善通经闭、三七善化瘀血、肉桂善平肝、蜈蚣善搜风，内治肝风萌动等，不胜枚举。此皆反复实践，验证其效后收载之，均发古人所未发，为药物功效增补创新，扩大应用范围做了重要贡献。以下举例以证之。

黄芪的应用：先生喜用黄芪，更善用黄芪。他认为黄芪"补气之功最优，善治胸中大气下陷"，运用其补气升气之功，创制了名方"升陷汤"，临床用以治大气下陷诸证莫不立起沉疴。张氏认为黄芪不唯补脾肺之气，且能补肝，指出"凡遇肝气虚弱不能条达，用一切补肝之药皆不效，重用黄芪为主，而少佐以理气之品服之，复杯之顷，即见效验"。（上，180）

张氏治痿首推黄芪，是因其能助血上行，以养脑髓神经，故尝用大剂量的上品北箭芪，有方达 150g 之多，他强调指出，对脑充血之痿则应慎用黄芪，因黄芪之性，补而兼升，气升血则必随之上升，致脑中之血充而益充，大犯实实之戒，故病初忌用黄芪，误之则凶危立见。只有当脉象柔和而肢痿仍不愈时，方可以黄芪扶助正气，再辅以活血之品，以宣畅气血，畅达经络，肢痿自然缓缓而愈。

黄芪善利小便由张氏首先提出，他受古人重用黄芪治小便不利、积成水肿一案的启迪，认为"三焦之气化不利则不降。小便不利者，往往因气化下陷，郁于下焦，滞其升降流行之机也。故用一切利小便之药不效，而投以升提之药恒多奇效"。（上，88）

在升补举陷的理论指导下，他运用黄芪治愈多例水肿证及小便不利证，并明确指出"黄芪之性，又善利小便"。经现代药理研究证实其确有利尿之功，且为今人习用之品。

除此外，张氏还提出黄芪"与发表药同用能祛外风，与养阴清热药同用，更能息内风""用之得当，又能滋阴""能去热""善治流产崩带"等，足以说明先生用药之活。

山药的应用：先生临证以喜用山药而著称。他否定了陈修园谓山药为寻常服食之品不能治大病的论点，指出"山药之性，能滋阴又能利湿，能滑润又能收涩。是以能补肺补肾兼补脾胃，在滋补药中诚为无上之品"。（上，15）故久服对人体大有补益。

先生称赞山药之功，更善用山药，在创制160余方中竟有48方应用山药，其中有27方为君药。他用山药滋阴，治伤寒、温病、淋浊，用其利湿治带下、泄泻，用其滑润治咳嗽，用其收涩治脱证，用其补肾治喘息、淋浊、消渴，用其补脾治久泻、久痢，用其补肺治虚劳等。对山药的灵活运用发挥尽致，体现了山药是一味多效用的药物。

他运用山药独具匠心，然与西医学研究结果确相吻合。实验研究证实山药有增强机体免疫功能的作用，又证实肺、脾、肾三脏与免疫功能有一定的内在联系，而先生每用山药组方治肺、脾、肾三脏功能失常所致的病证均获显效。

脱证重用萸肉：萸肉酸敛，功能救脱，谓"救脱之药，当以萸肉为第一"（上，26）。其救脱之功较参、术、芪更胜一筹，用于"肝虚极而元气将脱者服之最效"（上，26），故于治脱众方中，鲜有不用山萸肉者，甚或竟以一味萸肉挽救性命于顷刻之间，亦常配龙骨、牡蛎，"且敛正气，而不敛邪气"（上，66），以敛元气之脱。

寒痢善用硫黄：张氏曰"痢间或有凉者，然不过百中之一耳，且有多系纯白之痢"（上，122），此皆由饮食贪凉，寝处受凉，或由热痢演变而成。张氏主张"其痢之偏寒者，当以硫黄为最要之药"。（中，418）他说"硫黄原禀火中精气……为补相火暖下焦之主药"。（中，419）并认为"径服生者其效更捷"，（上，383）因"痢之有寒者，虽宜治以热药，而仍忌温补收涩之品，至硫黄……是其性热而能通，故以治寒痢最宜也"。（中，419）张氏每以生硫黄或单用，或配他药合用治寒痢，日服2～3分，极量5～6分，其经验值得借鉴。

单味重用

先生认为用药以能治病为宗旨，指出"所服之药病当之，往往服之不效，是药不胜病"。他批驳医者疏方用药庞杂，量轻，即使将病治愈亦不知何药之力，故他临证时喜"检对证之药，但此一味投之，以观其效力"，并说"重用一味煎汤数盅，徐徐服之，恒能挽回极重之病"。

在他记载的病案中重用单味药物救治重证、险证比比皆是，如单用生石膏数两，退寒温大热；单用山萸肉数两，治元气外脱；单用生山药数两，治阴虚灼热；单用蒌仁数两，治外感结胸；单用赭石数两，治呕吐兼结证上下不通等，均获得药到病除、立竿见影之效。

倡导生用

先生通过研究药性，又经过实践验证，提倡部分药物生用效佳，如石膏、赭石、山药、萸肉、赤石脂、乳香、没药、鸡内金、僵蚕、水蛭、桃仁等均主张生用，并反复说明生用之理。他指出石膏生用性凉具有发表之性，退热功优，胜似金丹；若煅用服之即同鸩毒，误人性命。赭石生用性重坠凉镇，能降胃止血，又能生血毫不伤气分；若煅用即不能生血，且具开破之性，多用令人泄泻。

山药宜生者煮汁饮之，不可炒用，炒用服之无效。萸肉生用酸温之性能补肝敛汗，固元气；若酒浸蒸黑用之，敛汗固脱之力顿减。乳香、没药最宜生用；若炒用则流通之力顿减。鸡内金必须生用方有效验；若炒熟用之无效。水蛭最宜生用，甚忌火炙等。如先生所谓"如此者实难枚举，此所以愚于药品多善生用，以存其本性也"。

讲究炮制

先生提倡药物生用的同时也重视药物的炮制。认为"药有非制过不可服者，若半夏、附子、杏仁诸有毒之药皆是也"，他指出有毒之药必须制至无毒才可入药。为了用药安全，对前人的炮制方法提出异议，并亲自制订一些药物的炮制法。

如认为半夏的制法失宜，因而自创炮制法：用半夏数斤，浸以热汤，日换一次，至旬日，将半夏剖为两瓣，再入锅中，多添凉水煮一沸，速连汤取出，盛盆中候水凉，净晒干备用。

他又指出马钱子有大毒，必制至无毒方可用，但前人所载制马钱法，或毒未去净，或制之太过，皆不适宜，故也自拟一制法：将马钱子先去净毛，水煮两三沸即捞出。用刀将外皮皆刮净，浸热汤中，旦暮各换汤一次，浸足三昼夜，取出。再用香油煎至纯黑色，掰开视其中心微有黄意，火候即到。将马钱子捞出，用温水洗数次，将油洗净，再用砂土同入锅内炒之；土有油气，换土再炒，以油气尽净为度。此外还提出制血余炭法，制硫化铅法，并详细介绍朴硝炼玄明粉法等，说明先生重视炮制，用药十分讲究。

辨别真伪

先生临证用药极注意辨别药物的真伪，他尝曰："凡用药者，当其细心时时检察，自能稳妥建功，不至有误用品之失。"又说："凡至生地临证，开方当以亲自检视药味，为第一要着。"

他经常检视病家取来的药物，或亲自去药房查询，因此能及时发现药房误以漏芦为白头翁；误以相思子为赤小豆；能及时发现药房所购的虫是光背黑甲虫，且特为此事撰写"虫辨"一文，指出虫即土鳖虫，提醒医者用虫时，应当注意辨明。为辨别小茴香有毒无毒，特向厨师请教；为区别有毒蚤休与无毒蚤休，亲自检验其形状，皮色，并嚼服少量。

他指出樗白皮与桑白皮皆为根上之皮，真伪难辨，医者用之必须亲自采取。至于用石膏、山萸肉等药时，先生皆反复强调要亲自过目，指出"凡用石膏者，宜买其整块明亮者，自监视轧细方的"，用山萸肉救脱时"必须尝其味极酸者，然后用之，方能立建奇效"。

此外，对僵蚕、露蜂房等药的鉴别均有详细论述。张氏对药物的细致观察，临证认真考查的做法，说明他对医学事业有高度的责任心，也是他中药研究取得成功的先决条件。

（2）重煎服法，保证药效：张氏认为药物煎服方法正确与否，直接影响药效。因此，他非常重视药物的煎法与服法，在例言中强调"凡汤剂，药汁不可煎少，少则药汁仍多半含于渣中"，"凡用重剂之处，必煎汁数

平脉辨证相濡医论（第二版）

130

杯，分数次服下。"指出药物煎干，应弃之，切勿服用，若服用病必增剧。

尤推崇前人的宝贵经验，"古之医者，药饵必须以手修制，即煎汤液，亦必亲自监视"，"古人用药，多是煎一大剂，分三次服下，病愈不必尽剂，不愈者必一日服尽。"他借鉴其验，临证中遇危重患者，往往亲自诊病，监视煎药，守护床前，观察药效。在实践中总结了丰富的经验，特别是对危重病者煎药服法的研究，提出不少有价值的经验之法，下面简括述之：

寒温病证，采用煎大剂分次服法。张氏认为"寒温为病中第一险证，而石膏为治寒温第一要药"。他善用大量石膏以退热，但为了用药安全，不使患者产生疑虑，精心设计其煎药方法。如仙露汤用生石膏三两、玄参一两，连翘三钱、粳米五钱，四味药，用水五盅，煎至米熟，其汤即成，约可得清汁三盅，先温服一盅。若服完一剂，病犹在者，可仍煎一剂，服之如前。使药力昼夜相继，以病愈为度。

这种服法，使药力常在上焦，且防寒凉侵下焦而导致滑泄。张氏治伤寒、瘟疫等急证，必用此法。认为"治此等证，势如救火，以水泼之，大势稍减。若不连番泼之，则火势复炽，而前功尽弃"。此理甚为精当，病重者，只有连续服药，使药力相续发挥作用，控制病情，才能速见效。余临证每遇发热患者，皆用此法，确能获速效。

虚脱证，采用急煎灌服法。张氏认为虚脱证可随时发生意外，当服峻补之剂，不得有误。萸肉为救脱第一要药，凡遇脱证，急用净萸肉 2～4 两，暴火煎一沸，急服之。如治邻村一人，外感服表散药数剂后，忽遍身冷汗，心怔忡异常，气息将断，脉浮弱无根，张氏遣人急取净萸肉四两，人参五钱，先用萸肉二两煎数沸，急服之。心定汗止，气亦接续，又将人参切作小块，用所余萸肉煎浓汤送下，病若失。此外，遇下血不止、大气下陷等险证，皆采用急煎灌服法，为救世活人立了大功。

呕吐不止，采用煎汤徐徐温服法。如治恶阻，水与药入口即吐之证，"放胆重用赭石数两，煎汤一大碗，徐徐温饮下"，起到止呕不伤胎之功。治呕吐证，以自制半夏一两，煎汤两茶盅，调入净蜂蜜二两，徐徐咽之，认为"无论呕吐如何之剧，未有不止者"。徐服法，可使药力和缓，易在胸脘发挥作用，避免药味刺激引起呕吐。

大便燥结不通，采用浓煎顿服法。如硝菔通结汤，详载煎服法：将莱菔切片，同朴硝和水煮之。初次煮，用莱菔片1斤，水2斤，煮至莱菔烂熟捞出。就其余汤，再入莱菔1斤。如此煮五次，约得浓汁一大碗，顿服之。若不能顿服者，先饮一半，停一点钟，再温饮一半，大便即通。浓煎顿服可使药力直达病所发挥效应。

除上述外，先生根据不同病证，不同药物还拟订了多种煎服法。如治小儿急惊风的镇风汤，用铁锈水煎药，可加重镇定惊的作用；治胸中烦闷的馏水石膏饮，用蒸汽水煎药，取汽水轻浮之力，引药上升，以解胸中之烦；治妇女经闭不行的理冲汤，加好醋煎煮，还有用灶心煎汤、用竹叶煎汤等。既灵活，又有一定法制，丰富了中药煎服方法。

（3）推崇食疗，实用简便：张氏认为食疗法具有"性甚和平，宜多服常服。用之对症，病自渐愈，即不对症，亦无他患"的优点，所以对食疗法极为重视。通过广泛收集，自身体验，临证应用，创制了许多食疗方法，对食疗法的研究造诣极深。提出"甚勿以为寻常服食之物，而忽之"。他喜用山药就是最有力的明证，还喜用核桃、石榴、山楂、芝麻、萝卜、大葱、大枣、蜂蜜、龙眼肉、鸡子黄、柿霜饼、米醋等食品。临证应用广泛，方法灵活，随机擅变，因时、因地、因人、因证制订各种各样的食疗法，既简便又廉验，颇受患者喜爱。兹就三个方面简要述之：

单味食用：张氏尝云："药在人用之耳。""用之得当，凉水亦大药也。"他常以单味食物治病，皆获显效。如半月服用海带2斤治愈瘰疬证；用山楂一两煎汤通经闭；用酸石榴连皮捣烂，煮服治泄泻；用悬于茂盛树上百日的白萝卜治劳喘；用胡椒开寒饮；用生鸡子黄定喘等，并记载很多验案，仅举两例以证之：

蒸龙眼治失眠：曾治一少年心中怔忡，夜不能寐，其脉弦硬微数，知其心脾血液短也，俾购龙眼肉，饭甑蒸熟，随便当点心，食之至斤余，病遂除根。

按： 龙眼肉甘香适口，为补心脾要药，养血安神效佳。本例心脾血亏，对证应用故见效甚速。

炖鸭肝治痢疾：曾治天津一幼女泻痢旬日，日下 10 余次，屡次服药不愈。其脉皆弱，知为肝胆虚夹热，随处方鸭肝一具，调以食料，烹熟服之，日服 2 次，两日痊愈。

按： 张氏认为鸭肝性凉，既能泄肝之热，又能补肝之虚，且香美适口，最适于小儿服之。

多味组方：张氏认为以两味或多味食物配合成方，用于临证可增强疗效。如制订的薯蓣鸡子黄粥，以山药轧细过箩煮粥，熟鸡子黄捏碎调粥中，用于久泄；珠玉二宝粥，将山药、薏苡仁捣成粗渣，煮至烂熟，柿霜饼切碎调入融化，治虚热劳嗽；水晶核桃用核桃仁、柿霜饼蒸融，可随意服之，治肺肾两虚咳喘；宁嗽定喘饮系用生山药煎汤一大碗，再将甘蔗汁、酸石榴汁、生鸡子黄调入碗中服用，治老年寒温病后咳喘痰多；硝菔通结汤用朴硝、鲜萝卜片同煮至烂服之，治虚人大便燥结久不通等。

诸方临证用之皆有效验，尤适宜老年人及小儿服用。除内服外，还制订了一些外用方，如因寒致大便不通用葱白丝和米醋炒至极热，乘热熨脐上，可通便；姜胶膏以鲜姜汁与明亮水胶同熬稀膏，摊于布上贴敷，治肢体疼痛等。

配制药膳：张氏常采用药物与食物混合，制成糕点、粥、膏、菜汤等食用，这样可使药物变成佳肴，有利于患者服用，尤适宜闻药即呕，或服药困难的患者使用，以达到治疗目的。如期颐饼是用芡实、鸡内金和白面、砂糖烙成的焦黄薄饼，用于老年人气虚痰盛、胸满胁痛；益脾饼是用白术、干姜、鸡内金和熟枣肉，同捣如泥，制成小饼，用治脾胃湿寒，饮食减少，久泄、完谷不化；用山药、半夏熬成粥，治胃气上逆，呕吐不止，闻药即吐，诸药不能咽者；用山药、车前子煮粥治小便不利，大便滑泄，虚劳痰嗽等，皆以药制成膳食，临证广泛应用，效验非凡，深受老年患者、久病胃虚者及小儿拒服药者的欢迎。

张氏配制药膳经验丰富，可根据病情随机而变，且处处为患者考虑，尽量做到就地取材。如曾治一渔妇产后身冷无汗，发搐甚剧，用麻黄同鱼鳔胶一具，煎汤乘热饮之，得汗而愈。鱼鳔胶为渔家常备之物，用其既能养阴止血，又能止痉。

又治一少年女子，得癫狂，屡次用药未能灌下，用朴硝当盐，加于菜蔬中服之，患者不知，月余痊愈。

治一媪大便旬日未通，用莱菔一个，切成细丝，同葱、油、醋和净朴硝作羹，患者食之香美，大便得通而愈等，不仅体现了张氏用药调剂之妙，更体现了他是一位医德高尚，时刻为患者着想的杰出医学家。

（4）中西合用，勇于探索：先生毕生致力于医药学研究，他把发扬中医药学当己任，立下雄心大志，"若不能与古为新，使我中华医学大放光明于全球之上，是吾儒之罪"。他在旧思想、旧势力的包围下，毫不畏惧，大胆革新，勇于探索，积极学习西医学知识。他思想开放，反对故步自封，极力提倡中西医结合。认为中药、西药不应相互抵牾，而应相济为用，以彼之长，补我之不足，不分畛域，择善而从。

在临证中，他善于中西药合用，并指出"西医用药在局部，是重在病之标也；中医用药求原因，是重在病之本也。究之标本原宜兼顾，若遇难治之证，以西药治其标，以中药治其本，则奏效必捷，而临证也确有把握。"如治血崩证，用麦角止血以治标，用固冲汤扶正固脱以治本，其效显著。

曾治一妇人，下血不止，诸医延治两旬，下血益多。先生诊视时，已奄奄一息，其脉如水上浮麻，不分至数。急用麦角和乳糖研粉，以固冲汤煎汤一大盅送服，其血顿止。再如治癫痫用三溴合剂镇静止抽，病情稳定后用健脾、利痰、通络消火等药以治本，诸如治呕吐、消化不良、疟疾、肺结核、淋证等皆以中西药合用而获效。

张氏创制的石膏阿司匹林汤，是中西药合用的代表方，临证广泛用治温病、热病发斑、咽喉疼痛、关节肿痛及风水证、黄疸兼外感证。他认为阿司匹林发汗之力甚猛，但清热之力不足，与石膏合用解表清里相得益彰，退热迅速，效力持久，不易反复，更证实中西药合用确能相助的理论是可取的。

今天，中西药结合的制剂已广泛用于临床，具有作用力强、副反应小、疗效显著、使用方便等优点。这些成就与张氏的先行指导是分不开的。先生堪为中西药合用的先驱之士，他的著述对中西医结合开辟了广阔前景，对中医药学的发展起了承前启后的作用。他的功绩不可磨灭，应予充分肯定。

（二）对后世医学影响

张锡纯先生是一位造诣颇深的实践医学大师，不仅学识渊博，而且有非常丰富的经验。他的立论和制方，都是实践经验的结晶，因此经得起实践检验，可信度很高。其学术影响遍及大江南北，远播东南亚，被后世誉为"轩岐之功臣，医林之楷模"。近年来省级以上学术刊物发表的研究张氏学术思想的论文达 400 余篇，颇受中医界之推崇。

1. 中西医汇通思想对后世的影响：张氏毕生以弘扬中医学为己任，力主中西医汇通，取彼之长，补己之短，被称为汇通派之先驱。这在当时"维新者趋之恐后，守旧者视之若惊"的背景下，先生能不为流俗所惑，摒除畛域之见，身体力行，倡导中西医沟通，是非常可贵的。

新中国成立后，党和政府把"中西医结合"列为卫生工作的四大方针之一，大力提倡中西医结合，并造就了一支中西医结合的骨干队伍，成为我国卫生工作中三支力量之一，为人民的卫生保健事业做出了巨大贡献，大大推动了中西医汇通。当然，限于历史条件，张氏所提倡的中西医汇通，水平还很低，难免牵强附会，不可能与今日之中西医结合同日而语。但其取长补短、力主沟通、发扬光大中国医学的思想却与今天是一脉相承的。张氏这种中西医汇通的思想，正在得到发扬光大。

2. 治学精神对后世的影响：张氏在严谨治学方面，有许多值得后人学习的长处，激励着后人奋进。

（1）精研典籍，溯本求源：张氏出身儒门，自幼为进仕而学，所以古文化造诣较深。自学医后，又穷研经典，广搜诸家，在理论上有深厚根基，所以能言之有据，医理阐明透彻。尤其对《神农本草经》的钻研，恒能于《神农本草经》古奥的论述中悟出新意，发其未发之余蕴。

（2）注重实践：张氏非常重视实践，不仅注意临床实践，而且重视药物的实践，甚至一些剧毒药亦亲自品尝、鉴别、修制。由于具有深厚的实践功底，所以能不断创新，不断前进。这种重视实践的精神，对后世影响颇大，所以有人提出："中医的生命在于实践。"脱离临床，脱离实践，就成了无根之木，无源之水，对中医理论亦无法透彻理解，更不要说创新、发展了。

（3）注意积累资料，不断总结：张氏创立了中医早期的医院，并讲究病历的书写，所以积累了许多宝贵资料。他不仅占据资料，而且善于思考，不断总结，因而能不断提高。这种治学态度，也是值得后人效法的。

3. 学术思想对后世的影响：张氏的一些重要学术思想，如大气论、冲脉学说、肝主脱、虚劳多瘀、中风乃气血上菀、注重脾胃，以及张氏对药性的阐发，所制订的许多方剂等，备受后世推崇，广泛应用于临床，有些被载入教科书及大百科全书中，丰富了中医学宝库，对后世影响颇大。

张锡纯温病学术思想探析

张氏以擅治外感热病而驰名。主张寒温统一，重视透解，扼守阳明，善用白虎，脱证责肝。虽未自成体系，然亦不乏卓见。

一、寒温统一

随着温病学的形成，开展了迄今未息的寒温两派之争。张氏对叶、吴、王、薛温病学说评价比较公允。在评《南医别鉴》中说："自叶香岩之《温热论》出，而温病之治法明；薛一瓢之《湿热条辨》出，而湿温之治法亦明。"（下，372）但遍观《医学衷中参西录》，张氏在温病学方面，叶、吴之学影响寥寥，其观点近于伤寒派，崇尚仲景学说，力主寒温统一，他的这一观点，主要表现于以下几点。

（一）伤寒统辖温病

张氏治温病，并不遵从卫气营血、三焦辨证施治体系，力主伤寒统辖温病，温病当按伤寒六经分治。张氏云：有谓温病"当分上、中、下三焦施治者，皆非确当之论，斟酌再四，惟仍按《伤寒论》六经分治乃为近是"（下，327）。至于伤寒、中风、温病三者的区别，张氏认为《伤寒论》中"恒于论脉处有所区别也"。

（二）温邪袭入和传变途径与伤寒同

"温邪上受，首先犯肺，逆传心包"十二字，被称为叶香岩《外感温热论》之提纲，张氏对此持否定态度，云："至谓温病入手经不入足经者，其说尤为不经。"（中，368）无论伤寒、中风、温病，"其病之初得，皆在足太阳经，又可浑以太阳病统之也。"（上，370）至于湿热的感受途径，张氏却采纳了叶、吴理论，谓"湿温，其证多得之褥暑，阴雨连旬，湿气随呼吸之气传入中焦，窒塞胸中大气，因致营卫之气不相贯通"（上，227）。对于温病的传变张氏亦摒弃了卫气营血和三焦传变的学说，认为是由太阳迅速传入阳明。其与中风、伤寒传阳明之不同，在于化热迅速，"恶寒须臾即变为热耳。"（中，370）

（三）温病治法备于伤寒

张氏认为，温病治法备于伤寒。寒温治法之别，在于"始异而终同。为其始异也，故伤寒发表可用温热，温病发表必用辛凉；为其终同也，故病传阳明之后，无论寒温，皆宜治以寒凉，而大忌温热"。（上，199）

即使温病初起治宜辛凉，然辛凉之法亦备于伤寒。"麻杏石甘汤实为温病表证之的方"（中，375），但其外表未解，内有蕴热即可服用。其他如大小青龙汤、小柴胡汤等，"大抵宜于温病初得者也。"至温病传经已深，若清燥热之白虎汤、白虎加人参汤，通肠结之大小承气汤，开胸结之大小陷胸汤，治下利之白头翁汤、黄芩汤，治发黄之茵陈栀子柏皮汤等，及一切凉润、清火、育阴、安神之剂，皆可用于温病（中，373）。

至于伏气温病，其辨证论治方法亦备于伤寒，云："《伤寒论》中非无其证，特其证现于某经，即与某经之本病无所区别。"（中，373），伏气温病可外达三阳，内窜厥少。"其发于阳明者宜投以白虎汤再加宣散之品……仍在浮分，仍当投以汗解之剂，宜辛凉发汗。"（中，390）伏热内窜少阴者，少阴篇之"有人热数条，为伏温发动"（下，362），少阴篇之黄连阿胶汤、大承气汤，即为少阴伏气温病者设。

据上可见，张氏论温病，并不遵从叶、吴之学，而是力主寒温统一，伤寒统辖温病。

二、温病初起，清透并举

张氏将温病分为三类，曰风温、春温、湿温。三类温病虽表现不同，但初起张氏皆清透并举，着意汗解，务求透邪外达。尝云："自拟治温病初

平脉辨证相濡医论（第二版）

得三方，一为清解汤，一为凉解汤，一为寒解汤，三方皆以汗解为目的。"（中，369）

为什么温病初起即用清解里热之品？这涉及对温病本质的认识问题。张氏曰："大凡病温之人，多系内有蕴热，至春阳萌动之时，又薄受外感拘束，其热即徒发而成温。"（中，391）患风湿之人，多系脏肺间，先有蕴热，（中，368）新感与伏气温病皆有蕴热，然二者区别何在呢？张氏认为风温多属实热；伏气温病除有蕴热外，又必兼阴虚。既然新感伏气都有内之蕴热，故温病初起即当清解里热。

张氏这一见解深刻揭示了温病属于"郁热"这一本质问题。明确了这一点，对温病的理解及临床都有重大指导价值，叶氏云："温邪上受，首先犯肺。"温邪首先侵袭于肺，所以温病初起，即以肺之郁热为主要病理改变。肺中郁热失之清肃，必致热势鸱张，迅即深传。清其里热，挫其病势，可截断传变。吴鞠通立银翘散、桑菊饮为温病初起之方，取金银花、连翘、芦根等清其里热，叶氏于《临证指南医案》风温诸案中，惯以栀子皮、淡豆豉等透上焦郁热。张氏自拟之温病初得三方，皆径以石膏清其内热。石膏性寒味辛，清而能透，凉而不遏，能使在里之热透达肌表而解，清透之力远胜金银花、连翘，一改叶、吴轻淡之风。

何以清热之中又伍以宣透之品？盖缘于温病初起之热乃为郁热，又薄受外感激发。既为郁热，就当遵循"火郁发之"之旨，宣散郁结，疏通气机，透邪外达。若徒执寒凉，只清不透，气机更形冰伏，则邪无由出。张氏温病初起三方，选用薄荷、连翘、蝉蜕，不仅能发表，且能"引胃中化而欲散之热，仍还太阳作汗而解"（中，230）。先生于温病初起即立足于"透"，正是基于对温病是"郁热"这一本质深刻认识的基础上提出来的。

余临证遵从先生清透并举法则，用升降散伍以清解汤治疗温病初起。盖升降散能升清降浊，疏通气机，合以清解汤，则清热透达之力更胜。此方善能汗解而不强汗，清热而不凉遏，透达而不耗散，务在调畅升降枢机，返其本然之性，王而不霸，诚为良方，故治温病初起每获良效。

三、扼守阳明，善用白虎

张氏认为，无论伤寒、中风、温病，皆入里化热，呈阳明热盛之象，治皆以寒凉清热为主，不复有伤寒、中风、温病之分。邪入阳明，委白虎以重任，灵活化裁，通权达变，大大扩展了白虎汤的应用范围，挽救了众多危证。

（一）阳明经热必用白虎

关于白虎汤的用法，后世悉遵仲景之明训，用于阳明经证。其典型症状为"四大"，即大热、大汗、大烦渴、脉洪大。四者俱备，固然用之无疑，但临床如此典型者寡，因而吴鞠通有白虎四禁，示人使用白虎之规矩。

吴氏曰："白虎本为达热出表。若其人脉浮弦而细者不可与也，脉沉者不可与也，不渴者不可与也，汗不出者不可与也。"张氏评曰："吴氏谓脉浮弦而细者禁用白虎，此诚不可用也，至谓脉沉者、汗不出者、不渴者皆禁用白虎则非是。"（中，388）

这就把吴氏的白虎四禁打破了三禁。张氏还列举了大量验案来证实他的观点。据余临床经验，张氏的论断是正确的，热、渴、汗非必有之症，唯脉洪为必见之征。只要脉洪大，又有阳明热盛之一二症，则无论外感内伤，白虎汤皆可用之。

（二）阳明腑实，亦用白虎

《伤寒论》中，阳明腑实用三承气汤，此乃大法。然张氏认为承气力猛，倘或审证不确，即足偾事，于是据其三十余年临证经验，得用白虎汤代承气汤。曰："凡遇阳明应下证，亦先投以大剂白虎汤一二剂，大便往往得通，病亦即愈。其间有服白虎汤数剂，大便犹不通者，而实火既消，津液自生，肠中不致干燥，大便自易降下。"（上，253）

阳明腑实服白虎汤时，张氏更改其服法，将石膏为末而不入煎，以药汤送服之。且曰："生石膏若服其研细之末，其退热之力，一钱抵煎汤者半

平脉辨证相濡医论（第二版）

两。"（中，363）据余体验，只有阳明热结未甚，或仅大便干结者，以白虎代承气，不失为一妙法，然阳明热结甚者，亦必以承气汤荡之。

关于温病应下之指征，叶氏曾详论其舌，张氏更于脉上断其应下与否，云："阳明病既当下，其脉迟者固可下，即其脉不迟亦不数者亦可下，惟脉数乃至六至则不可下，即强下之病必不解，或病更加剧。"（中，363）又曰："脉虚数而舌干者，大便虽多日不行，断无可下之理；即舌苔黄而且黑，亦不可下。"唯以白虎加人参汤、石膏为末服之，使其热消津回，大便自通为是。

（三）肝风欲动，亦用白虎

张氏云："肝风欲动，其治法当用白虎加人参汤，再加生龙骨、生牡蛎各八钱。方中之义，以人参补其虚，白虎汤解其热，龙骨、牡蛎以镇肝息风。"（中，387）盖邪入阳明，淫热于肝，致肝风内动。以白虎撤其阳明之热，肝不受烁，肝风自宁，亦釜底抽薪之法，不失为张氏卓见。

（四）神昏谵语，亦用白虎

温病神昏谵语，叶氏创热陷心包之说，张氏并未首肯，而是遵从陆九芝之说，"胃热之甚，神为之昏。从来神昏之病，皆属胃家。"张氏又进而将热病神昏分为虚实两类。其脉象果洪而有力，按之甚实者，可按阳明胃实治之，投以大剂白虎汤，若脉兼弦、兼数，或重按仍不甚实者，治宜白虎加人参汤。

（五）妙用白虎加人参汤

白虎加人参汤，一般用于阳明热盛而伤气耗津脉芤者。张氏据其经验，扩展了该方使用范围。曰："凡用白虎而宜加人参者，不必其脉现虚弱之象也。凡验知其人劳心过度，或劳力过度，或在老年，或有宿疾，或热已入阳明之腑，脉象虽实而无洪滑之象，或脉有实热而至数甚数者，用白虎汤时，皆宜酌加人参。凡遇产后寒温证，其阳明腑热已实，皆宜以白虎加人参汤，更以玄参代知母、生山药代粳米，莫不随手奏效。"（上，267）

盖人参能益气生津，石膏得人参之助，一可益气而助石膏药力之运行，以发挥其清热透邪之功；一可使寒温之后真阴顿复，而余热自消。

（六）灵活化裁，巧出新意

张氏擅用白虎汤，能依据病证不同，巧为裁夺，组成众多新方，如仙露汤、石膏粳米汤、镇逆白虎汤、白虎加人参以山药代粳米汤、寒解汤、鲜茅根水煎白虎加人参汤，白虎生地黄代知母汤，变通白虎加人参汤、青盂汤、清瘀汤、白虎承气汤、白虎续命汤、白虎加蜈蚣汤等，皆由白虎汤衍化而来。纵横捭阖，得心应手，皆合法度，诚善用白虎汤者。

四、以汗测证，见识卓绝

以汗测证，是外感热病中据汗以测病情转归的一种方法。该法为叶天士所创，曰："救阴不在补血，而在养津与测汗。"惜后人未悟测汗之真谛，竟将"测"字删去。王孟英将此句改为"救阴不在血，而在津与汗"，现行中医院校统编教材《温病学》，亦依王氏所改而录。不仅湮没了叶氏测汗这一重要学术观点，亦使原文晦涩难明。张氏虽未明确将测汗升华为理论，然在实践中已不断运用，这是长期实践的宝贵经验，恰与叶氏理论不谋而合。

张氏云："人身有汗，如天地之有雨。天地阴阳和而后雨，人身亦阴阳和而后汗。"（上，231）张氏这一见解，实由《内经》"阳加于阴谓之汗"中悟出。所谓阴阳和，首先是阳气与阴精的充盛，阴精足而作汗之资不乏，阳气充而蒸腾气化有权；其次是阴阳升降有序，阳气布而能蒸腾气化，阴精敷而能达表化汗。

反之，汗出异常之因亦不越此二端，一为阴阳虚衰，阳虚无蒸化之力，阴虚无作汗之资；二为邪气壅塞，阳气不敷，阴精不布，皆不能作汗。这两类汗出异常，在热病各个阶段中皆可见到，二者一虚一实，机理迥异，因而，测汗之法亦广泛适用于热病的各个阶段。

新感温病邪在卫分时，由于肺气郁而寒热无汗。卫依肺来宣发，津赖

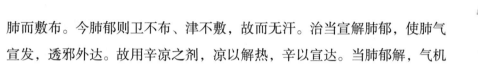

肺而敷布。今肺郁则卫不布、津不敷，故而无汗。治当宣解肺郁，使肺气宣发，透邪外达。故用辛凉之剂，凉以解热，辛以宣达。当肺郁解，气机畅，卫布津敷，里解表和，自然津津汗出。

反过来，临床见此汗，就可以判断肺郁已除，此即测汗法在卫分证的应用。叶氏所说的"在卫汗之可也"，正是指的这种汗，意即卫分证予辛凉宣透后，见到这种汗就可以了，此与测汗法理出一辙，互为阐发，惜今多误解"汗之可也"为汗法，与"温病忌汗"之旨相悖。赵绍琴老师曾明确指出："汗之可也，是目的，不是手段。"可谓一语破的。

诚然，卫分证亦可自汗出。此汗，乃因阳热郁极而伸，热迫津泄而为汗。此非正汗，而为邪汗。正汗者，微微汗出，持续不断，遍身皆见，随汗出而热减脉静。用以测病之汗，即此正汗，邪汗恰与正汗相对，汗出不彻或大汗，头胸汗出而非遍身皆见，阵阵汗出而非持续不断，汗出热不衰脉不静。由邪汗而转见正汗，标志肺郁已解，表解里和矣。

当邪入气分时，虽证情不同，然测汗仍然适用，如阳明腑实证，因热与糟粕相搏结，阻塞气机，可灼热无汗，或仅手足濈然汗出。迨通下之后，热结一开，气机畅达，阳可布，津可敷，转见遍体津津而汗。孰能谓承气汤为发汗剂？此乃气机畅达，阴阳调和的结果，诚不汗而汗者也。

白虎证之大汗，乃热炽迫津所致，予白虎清解之后热衰汗敛，转见遍身微汗，测汗法依然适用。

当营分、血分证时，一者因热邪深陷而气机郁闭更甚，二者因热灼津伤而作汗之资匮乏，因而灼热无汗，当透其营热，滋其营阴，转见遍身津津汗出，临床据此汗即可推断营热已透，营阴已复矣。温病后期，因津亏液耗而无汗者，待养阴生津之后，亦可见周身微微汗出，临床可据此汗断定阴液已复。测汗的意义，正如章虚谷所说："测汗者，测之以审津液之存亡，气机之通塞也。"

张氏对测汗法有精辟的论述，他说："发汗原无定法，当视其阴阳所虚之处而调补之，或因其病机而利导之，皆能出汗，非必发汗之药始能汗也。"（上，231）又曰："白虎汤与白虎加人参汤，皆非解表之药，而用之得当，虽在下后，犹可须臾得汗。不但此也，即承气汤亦可为汗解之药，亦视乎用之何如耳。"（上，233）又曰："寒温之证，原忌用黏腻滋阴，而用以为发汗之助，则转能逐邪汗出，是药在人用耳。"（上，231）张氏所指乃正汗，这就是"调剂阴阳，听其自汗，非强发其汗也"（上，230）。

测汗法，究其渊源，可溯自《伤寒论》。桂枝汤将息法中，始终以汗为测病转归之指征，此即测汗法，据余临证三十年经验，凡外感热病，测汗法确有指导意义，如治小儿腺病毒肺炎，即使高热喘促，肺大片实变，或并发心衰、胸腔积液、心包积液，只要见到正汗，病情随之好转乃至痊愈，足见测汗法确有指导意义。

五、元气脱越，责之于肝

外感热病过程中，脱证实非罕见，主要见于以下四种情况：一是由于邪气太盛，正气不支，出现突然衰竭的亡阳证；二是暑热伤气耗津，津气欲绝；三是热烁真阴，阴竭阳越；四是吐利、大汗、亡血、邪气久羁，正气耗竭而气陷阳脱。

关于脱证，历来以元气虚衰立论，而张氏独树一帜，责之于肝。曰："凡人元气之脱，皆脱在肝。"（上，26）人之脏腑，唯肝主疏泄，人之元气脱越恒因肝之疏泄太过，治当重用敛肝之品。张氏认为，凡脱证皆当"急则治标……此时宜重用敛肝之品，使肝不疏泄，即能杜塞元气将脱之路"（中，308）。敛肝之品，张氏独重山萸肉，谓其"大能收敛元气，振作精神，固涩滑脱"（中，30）。又曰："萸肉救脱之力，十倍于参芪。"

笔者于临床实践中，遵照张氏重用山萸肉浓煎频服以治疗脱证的方法，取得突出之疗效。在山萸肉抗休克的实验研究中，亦显示了令人鼓舞的效果。以山萸肉救脱、抢救危症，有着良好前景。

平脉辨证相濡医论（第二版）

张锡纯妇科学术思想

张锡纯论治妇科病证，首重于冲，善调脾肾，不囿旧说。多发前人之未发，虽未美备，然亦熠熠生辉。兹不揣浅陋，述其涯略。

一、首重于冲

历代医家论治妇科病证，或重于脾，或重于肾，或重于肝，或重气血。然张氏独重于冲，谓冲脉"上隶阳明胃经，下连于少阴肾经，有任脉为之担任，督脉为之督摄，带脉为之约束，阳维、阴维、阳跷、阴跷为之拥护"（上，349）。显然，张氏将冲脉冠于奇经之首，盖因冲脉起于胞中，为十二经脉之海，渗灌阴阳，为全身气血之要冲，故张氏独重冲脉。张氏创妇科 17 方，而治冲者居其七，于此可见一斑。

冲脉为病肇源于《内经》。《素问·骨空论》曰："冲脉为病，逆气里急。"《内经》以降，虽代有发挥，皆语焉不详。张氏独具只眼，探幽发微，详论冲脉之病因、病症、病脉及治法。曰："冲气上冲之病甚多，而医者识其病者甚少；即或能识此病，亦多不能洞悉其病因，而施以相当之治法也。"

论冲气上冲之因，"因由于肾脏之虚，亦多由于肝气恣横"，论冲气上逆的症状，曰："阻塞饮食，不能下行，多化痰涎，因腹中膨闷，哕气、呃逆连连不止，甚则两胁胀痛，头晕目眩，其脉则弦硬而长。"（中，464）

冲脉为病，有寒热虚实之别，故张氏又提出了一系列调冲方法。曰："郁者理之，虚者补之，风袭者祛之，湿盛者渗之，气化不固者固摄之，阴阳偏盛者调摄之。"（上，349）张氏还据此创立了理冲汤、安冲汤、温冲汤、固冲汤等著名方剂，为后世所称道，并广泛用于临床。张氏治冲之法可概括为温阳暖冲、补虚固冲、镇逆降冲、活血调冲等法。

1. 温阳暖冲：温阳暖冲法主要用于阳虚冲寒不孕者。张氏本《内经》"太冲脉盛，月事以时下，故有子"之说，认为"在女子则冲与血室实为受胎之处"，"冲脉无病，未有不生育者"，故"女子不育，多责之冲脉"（上，349）。

张氏创立了温冲汤，治妇人血海虚寒不育者。方以附子、肉桂、补骨脂、小茴香、紫石英壮命火以温冲，归身养血，鹿角胶、胡桃仁益肾填精，山药补脾肾而培其生化之源。方中独重用紫石英者，取其性温质重，能引诸药直达于冲中而温暖之。

全方着眼于肾阳，补而不滞，温而不燥，切中病机，为妇科治疗不孕症的常用方剂。尤其对子宫发育不良及卵巢功能失调所引起的不孕症，该方常可获满意疗效。

温冲法亦用于癥瘕、月信不通、带证、血崩者。

2. 镇逆降冲：镇逆降冲法主要用于倒经及妊娠恶阻等症。《素问·厥论》曰："阳明厥逆，喘咳身热，善惊、衄、呕血。"张氏本《内经》之旨，谓倒经虽属胃气上逆，然其本缘于冲气上逆。冲脉上隶阳明，下连肾经，"少阴肾虚，其气化不能闭藏以收摄冲气，则冲气易于上干；阳明胃虚，其气化不能下行以镇安冲气，则冲气亦易于上干；冲中之气既上干，冲中之血自随之上逆，此倒经所由来也。"（上，352）

张氏以仲景麦门冬汤加味治之，取半夏降胃安冲，因半夏禀秋金收降之性，力能下达，为降胃安冲之主药；山药补肾敛冲，冲中之气安其故宅，冲中之血自不上逆；更以芍药、桃仁、丹参开其下行之路，使冲中之血得循故道，倒经自止。

妊娠恶阻，张氏以"其冲气、胃气皆上逆"（上，355），用安胃饮治之。方中半夏辛温下行，为降逆止呕之主药，"代赭石压力最雄，能镇胃气、冲气上逆，开胸膈，坠痰涎，止呕吐，通燥结"（上，29）。半夏、赭石二药，张氏视为降逆平冲之要药，凡冲气上逆之呕吐、倒经、吐血、咳喘、呃逆、痰饮、中风等皆用之，这是张氏用药的一个特点。

3. 补虚固冲：补虚固冲法主要用于冲任滑脱之崩漏、带下证。张氏云："女子血崩，因肾脏气化不固，而冲任滑脱也。"（中，484）治以固冲汤。方以白术、黄芪益气健脾而摄血，山萸肉、白芍补肝肾而收敛元气，煅龙骨、煅牡蛎、茜草、桑螵蛸、五倍子、棕榈炭固涩滑脱以止血。

该方补涩并用、标本相兼，止血固脱之力甚雄，诚治血崩佳方。安冲汤与固冲汤，多有相同之处，安冲汤所治者缓，固冲汤所治者急。

大气下陷亦可致冲胃之气上逆，盖"人之大气，原能斡旋全身，为诸气之纲领……能运转胃气使之下降"，用倒经者，主以升陷汤，补虚即可降冲；气陷而冲任不固崩漏者，亦以此方主之。

4. 活血调冲：冲为血海，乃气血运行之要冲。"若经期产后，风邪外侵，或情志内伤；或任重闪跌，或用药失宜，致妇女经闭不行，或产后恶露不尽，凝结于冲任之中……渐积而为癥瘕矣。"（中，481）瘀血不去，新血不生，脏腑失却濡养，致阴虚作热，阳虚作冷，食少劳嗽，虚证沓来。证虽似虚，然根蒂在于血瘀气滞，理冲汤、丸即为此而设。功能扶正祛邪，消瘀行滞，活血调冲。

二、善调脾肾

1. 血枯经闭首重脾胃：女子血枯不月，俗以通经破血法治之，往往病未除而正已伤；或具劳热之征，复又滋阴退蒸，阴未复而脾已败。张氏从脾胃入手，以资生汤及资生通脉汤治之。张氏调脾胃，兼蓄东垣、香岩之长，以山药滋脾阴，以白术益胃阳，刚柔相济，润燥并举，更加鸡内金健胃化食消积，二方皆举为主将，三味为不可挪移之品。

2. 胎元不固，补肾安冲：前贤安胎，丹溪以产前多热，谓"黄芩、白术为安胎圣药"；秦天一曰"胎前大约以凉血顺气为主"；陈修园则笃信热药始能安胎；陈自明云："滑胎多是气血不足。"张氏则主张滑胎从肾论治，曰："男生女育，皆赖肾脏作强。""肾旺自能荫胎也。"立寿胎丸，以菟丝子强腰壮肾为君，辅以桑寄生、川续断、阿胶益肾荫胎。笔者以此方治疗习惯性流产 15 例，皆愈。

三、不囿旧说，别具只眼

1. 论寒热往来，别开生面：妇人寒热往来，医家多以邪在少阳或热入血室论之，主以小柴胡汤。张氏补前人之未备，又提出了寒热往来的四种原因，在理论与实践上都有重要意义。

气郁寒热往来。张氏云："妇女性多忧思，以致脏腑经络多有郁结闭塞之处，阻遏阳气不能外达……于是周身之寒作矣；迨阳气蓄极；终当愤发……热又由兹而生。"（上，339），治当疏肝解郁。

肝虚而作寒热。肝胆同气，脏腑相依。胆为阴阳出入之枢，胆病则枢机不利，阴阳出入乖戾而寒热往来；肝为阴尽阳生之脏，肝虚则升降失序，阴阳不相顺接，寒热胜复。故张氏云："肝为厥阴，虚极亦为寒热往来。"（上，27）张氏重用山萸肉敛肝补肝治之。

大气下陷而寒热。张氏云："初陷之时，阳气郁而不畅则作寒；既陷之后，阳气蓄而欲宣则作热。"（上，156）。此证若不识病源，误为气郁而开之，其剧者呼吸将停；误为气逆而降之，则陷者益陷，当以升陷汤升举大气。

癥瘕阻塞而寒热。"升降出入，无器不有"，若气机被癥瘕所阻，则阴阳升降乖戾。阳气不升，则阴气转而乘之则寒；阳郁蓄极而伸则热。故张氏云："有经闭结为癥瘕，阻塞气化作寒热者可用理冲汤。"（上，339）调其阴阳，破其癥瘕，气血通畅，寒热自除。

张氏论妇人寒热，皆从气机升降出入着眼，或邪阻而气化不利，或正虚无力气化，皆可使阴阳升降失调而作寒热。故治有调气解郁、活血破癥、扶正升陷、补肝升阳等法。推而广之，凡邪阻、正虚而升降失常者，皆可致寒热交作，当审因论治，务在调畅气机，升降出入畅达，寒热自除，不可拘于少阳一证。

2. 胎前产后，不囿旧说：俗曰产后宜温，周学霆《三指禅》云："温补二字，在产后极为稳当，其于证之虚寒者，固不外肉桂、干姜；即证之大热者，亦不离肉桂干姜。"此说一出遂视产后当温为定律。张氏不囿旧说，

平脉辨证相濡医论（第二版）

曰:"产后忌凉,而温热入阳明腑后,又必用寒凉方解。"(上,360)制滋阴清胃汤,重用玄参;热甚者,白虎汤亦在所不忌,甚至石膏用至数两。

产前宜凉,然确有寒者,热药不避。附子于产前,当用则用,毫不苟循,一例附子用至 5 钱,母儿无恙。

赭石《名医别录》称其堕胎,张氏恒用其镇冲降逆治恶阻,认为赭石毫无破血之性,其重坠之力亦由上逆之气当之,非人当之。故 3 月以前之胎用之不避。

张氏创妇科方 17 首,构思精巧,不乏新意,尤其发挥冲脉理论,卓然一帜。

对张锡纯用药经验的学习与应用

锡纯先生医理精湛，经验宏丰，尤于用药，颇多创见。

一、山萸肉救脱

张锡纯谓山萸肉："大能收敛元气，振作精神，固涩滑脱。"在《医学衷中参西录·山萸肉药解》之下，共附了 18 个医案，其中脱证占 11 例，皆以山萸肉为主救治而愈。余临证仿效之，确有卓效。救治成功者，简要介绍如下。

医案：尹某，女，69 岁。

心肌梗死并心源性休克。西医用多巴胺等抢救 3 日无效。两踝静脉剖开，均有血栓且粘连，因静脉给药困难，仅间断肌注中枢兴奋剂，以待时日。中医会诊：病者喘促难续，张口抬肩，大汗淋漓，头面如洗，面赤如妆，浮艳无根。

阳脉大，尺欲绝，舌光绛无苔而干敛。

此阴竭于下，阳越于上。血压 40～20／0～20mmHg。急用山萸肉 45g 浓煎频服。

连续两日，共进山萸肉 150g，喘促大减，血压逐渐升至 90～110/50～70mmHg。后因并发胸腔积液，心包积液及踝部感染溃烂，调治 4 个月方愈。

按：重用山萸肉以救脱，给人以启迪，疗效可以重复，为中医治急症又辟一蹊径。张氏无论阴脱、阳脱皆用之，以余管见，山萸肉滋养肝肾，擅敛浮阳，于阴竭阳越者尤宜。

二、黄芪升陷

张氏谓黄芪善治胸中大气下陷，将其定为升陷汤之主药。

医案：尚某，男，40岁。

咳喘气短三年余，至冬则重。十日前，因抬重物而喘剧，胸痛恶寒，口中流涎如泉，动辄气短心悸，呼吸浅促急甚。余以为外邪引发伏饮，予小青龙汤反剧，改用升陷汤，药后烦躁不安，继则战汗，胸中豁然。因遗胸痛且苔黄腻，改用升阳益胃汤加减，又觉气短难续，知其大气未复，不耐陈皮、厚朴破散，又改从前方6剂，诸症皆除。

按：张氏大气下陷之论，发千古之幽冥，实有至理，非空泛而论者可比。

三、蜈蚣息风

张氏谓：蜈蚣"走窜之最速……其性尤善搜风"。

医案：王某，女，36岁，厂医。

因考试落第又遭讥讽，羞愤成疾。头眩手颤，不能持物，走路蹒跚，欲左反右，欲前反后，常撞墙碰人，几成废人。曾3次到北京某医院检查，未能确诊。服镇静剂甚多，始终无效，异常焦急。半年后就诊于中医。症如上。

脉弦细。

为肝风内动。

处方：

蜈蚣10条	全蝎9g	黄芪15g	僵蚕9g
川芎6g	当归10g	白芍12g	甘草6g

10剂后症稍减，蜈蚣增至20条，共服40余剂，复如常人。

按：蜈蚣搜风，配以生黄芪，可托药达于至颠；佐以全蝎、僵蚕，平肝息风；归芍养血补肝之体，故风息症除。凡肝风内动而眩晕、震掉、痉挛抽搐者，皆可用之。

妊娠误诊两例报道

假孕，是指状似妊娠而实未孕者。此证鲜有报道者，笔者曾经治两例，现报道如下。

例1：温某，女，41岁，已婚，干部。

1986年11月4日下午，其夫邀余出诊。诉怀孕3个多月，末次月经1986年7月24日。1986年9月24日妇产医院检查，妊娠试验阳性，医生诊为怀孕。前天不慎摔倒，下午开始腰腹下坠、腹痛、阴道有少量出血，色鲜红。精神佳，面色正常。

脉滑有力，苔薄白。

诊为胎漏下血（先兆流产），治以补肾固冲、止血安胎，并嘱卧床休息。

处方：

当归身 10g	炒杜仲 10g	川续断 10g	菟丝子 12g
黄芩 6g	生地炭 30g	藕节炭 30g	阿胶 10g（烊化）

3剂。

11月9日复诊：上药服1剂后血即止，现无不适，继予补肾固冲、养血安胎之剂5剂。

1987年4月患者追述：服药后一直很好，停经4个月时便有胎动，腹部逐渐增大。到六七个月时，他人也看腹大，行动笨重不便。1987年2月24日到某卫生院做产前检查：腹围80cm，宫高15cm，胎方位右，头位，胎心143次/分，其他检查均正常。

1987年2月26日到市妇产医院做超声波检查：子宫平位，厚3cm，宫内回声细小而弱。超声波提示：子宫正常大或稍小，诊断无妊娠（假妊娠）。患者在回家路上，顿觉腹部轻松，也无胎动感。后每日用裤带束紧腰部，经数日腹部竟缩小如常。

例2：李某，28岁，已婚，医生。

1979年3月7日，因停经两个多月，恶心呕吐，精神不振，疲乏无力，尿妊娠试验阳性，妇科诊为早孕。5月24日，因阴道有少量出血已3天，今日血量明显增多，腹腰疼痛而就诊于中医。脉滑，舌正常。曾口服维生素E、肌注黄体酮。

患者要求中药保胎，予补肾固冲、止血安胎之剂治之。次日阴道血量增多，如月经来潮，仍腰腹疼痛，但无下坠感。患者要求做人工流产终止妊娠，遂行刮宫术，术中所见，子宫内根本没有胚胎组织，确诊无孕（假妊娠）。

文献复习：上述二例，均非妊娠，误诊误治，与"假孕"有相同之处。假孕一证，古代文献归属于"鬼胎"。《诸病源候论·妊娠鬼胎候》曰："夫人脏腑调和，则血气充实，风邪鬼魅不能干之。若荣卫虚损，则精神衰弱，妖魅鬼精得入于脏，状如妊娠，故曰鬼胎也。"《妇人大全良方》《证治准绳》《济阴纲目》等皆宗此说，并立雄黄圆疗妇人妊娠鬼胎及血气不可忍等，多用峻猛攻逐之品。

《续名医类案·鬼胎门》有"鬼胎""假胎""气胎"的记载。假胎者，因"妇人当经受惊，其痰由心包络流入血海，如怀胎状，经闭渐大，活动身安，此假胎也"。以清痰活血之剂治之而愈。

《校注妇人大全良方》薛立斋曰："前证因七情相干，脾肺亏损，气血虚弱，行失常道，冲任乖违而致之者，乃元气不足，病气有余也。若见经候不调，就行调补，庶免此证。"薛氏摒弃鬼魅之说，而以七情相干，气血虚弱立论，确有卓识。

讨论：假孕的形成，与患者精神因素关系密切。这些患者，多是年岁较大，求子心切，一旦停经，又有医生误诊的诱导，或妊娠试验的假阳性结果，便信以为真，终于形成了假孕症。一旦解除了怀孕的诊断，消除了精神诱导因素，假孕的症状可随之渐消。因气血虚弱，治当培补气血、调理冲任，若纯用峻利之药以祛荡，恐损正气，不可不慎。

以中医药为主治疗鼻恶性肉芽肿 2 例

例 1：曲某，女，20 岁。1966 年 5 月 8 日入院。

间歇性鼻塞、鼻衄、咽痛 15 个月，于 1965 年 10 月经某医院活检，诊为鼻咽部恶性肉芽肿。体检：患者一般情况尚好，周身淋巴结无肿大，鼻外观右侧膨隆，两侧鼻腔变窄，中鼻道及嗅裂区脓性分泌物较多，呼吸受阻，软腭背面及鼻咽部均为增生之肉芽组织，表面不平，有白色分泌物附着。咽部及两侧扁桃体均呈溃疡状，有少量肉芽组织增生，表面不平。悬雍垂因溃烂而缺如，软腭溃烂缺如，活动受限，硬腭无著变，咽后壁增厚，布满肉芽组织，向下蔓延，直达会厌部。血沉 78mm/h。妊娠 5 个月。

脉滑数，舌红苔黄。

此为热毒内蕴之恶疮。治以内服清热解毒之剂，外用斑蝥剂攻毒逐瘀。

内服基本方：

板蓝根 15g　　　山豆根 10g　　　土茯苓 15g　　　牡丹皮 10g

羚羊角 1.5g _{（另煎兑服）}

外用方为咽部涂斑蝥油，鼻腔敷斑蝥膏。西药口服多种维生素，局部用点鼻液、蛋白银、四环素软膏等，间断用青链霉素，并临时对症处理。

9 月 11 日检查，左鼻腔、咽部、软腭均已呈瘢痕化，右鼻中隔后 1/3 处尚有坏死之肉芽组织，无出血。右鼻中隔后部有 0.5cm×0.5cm 之不规则死骨脱落，未穿孔。9 月 23 日转产科，顺产一健康男婴，治疗中断。10 月 3 日回五官科，右鼻中隔病变进展，已穿孔，鼻两侧黏膜均呈肉芽增生突起，咽部情况稳定，继前治疗。至 11 月 7 日，除鼻中隔两处穿孔外，其他病变部位均呈瘢痕化，痊愈出院。

1979 年 10 月随访：鼻中隔两处穿孔，一处如黄豆大，一处如花生米大，边缘光滑；黏膜光滑不充血，悬雍垂消失，软腭中部缺损，咽后壁黏膜光滑苍白，有散在滤泡增生，余均正常。

例 2：刘某，男，38 岁。1965 年 11 月 21 日入院。

1964 年开始鼻塞疼痛，流血性浊涕，经某医院活检，诊为鼻恶性肉芽肿，予深部 X 线放射治疗一疗程，病情有所好转。现自觉头痛，左鼻阻塞，流脓性分泌物。查：鼻背部有放射形蝶状红斑，前端鼻上方塌陷，双鼻前庭黏膜糜烂，鼻中隔肉芽增生，黏膜溃疡如蚕豆大，附着脓性分泌物，腐臭；左鼻中隔有黄色结痂附着，黏膜干燥；血沉 47mm/h。余未见异常。

脉弦数，舌质红苔白。

中医辨证及治疗同案 1。

1966 年 2 月 26 日，于中膈处取腐骨一块。4 月 5 日检查，鼻外部肿胀消失，鼻腔内肉芽组织已平，溃疡愈合，临床治愈。共服药 110 剂，外敷药 42 次。观察 1 月，病情稳定出院。

按：斑蝥膏与油的主要成分均为斑蝥，《神农本草经》载其主鼠瘘，恶疮疽，蚀死肌。《本草求真》谓其蚀死肌，敷疥癣恶疮。另据报道，斑蝥对肝癌、宫颈癌等有一定疗效。但斑蝥穿透力小，通常不涉及皮肤深层，故配以冰片、麝香，增强其穿透力，共奏攻邪毒、蚀死肌、疗恶疮的功效。局部每次用斑蝥剂 2～3 小时之后病灶即脱落如花生内皮厚的一层膜，随着每次脱落，肉芽逐渐变平。长期反复应用，未见不良反应。

附：斑蝥油制法：斑蝥去头足翅，糯米炒黄 3g，香油 30g，冰片 0.5g，麝香 0.15g，放入瓶中，盖严浸泡一个月即可。斑蝥膏：药物同上，研细后，加少量凡士林调膏备用。

旋覆花汤治半产漏下刍议

旋覆花汤治妇人半产漏下见于《金匮要略·妇人杂病脉证并治》，曰："寸口脉弦而大，弦则为减，大则为芤，减则为寒，芤则为虚，虚寒相搏，此名为革，妇人则半产漏下，旋覆花汤主之。"方以旋覆花、葱、新绛三味组成。

此条历来视为悬案，尤在泾谓该汤"殊与虚寒之旨不和"，《医宗金鉴》断其"必是错简"，中医院校统编教材则将此条作为存疑，附列篇末。余以为此条理法方药贯通一气，并无相悖之处。理由如兹。

1. 半产漏下有瘀血：该汤在《金匮要略·血痹虚劳病脉证并治》中复出，以其证属虚寒相搏，故将其归入虚劳之中。血之畅通，须阳之温煦，气之鼓荡。今证属虚寒，则血凝涩而为瘀血，故仲景将虚劳与血痹合为一篇，寓意深矣。诚如张锡纯所云："虚劳者必血痹，而血痹之甚未有不虚劳者。"妇人半产漏下既属虚劳，则夹有瘀血当属无疑。

2. 旋覆花汤旨在活血通脉：该汤复见于《金匮要略·五脏风寒积聚病脉证并治》，以治肝着。何谓肝着？尤氏曰："肝脏气血郁滞，着而不行，故名肝着。"既为气血郁滞，则法当行其气血，而旋覆花汤则有通经活血之功。再考之《名医别录》《本草纲目》等诸家本草，皆云旋覆花通血脉，新绛活血，葱可通阳，三药相伍，确有通经活血、通阳散结之效。那么，仲景将此方用于半产漏下，当亦不外此意。

3. 祛邪即以扶正：既然半产漏下属虚劳，当有瘀血，旋覆花汤通经活血，于法正相吻合。何以此条竟久悬不决？

盖因病起虚寒，治当温补，而该汤下气行血，似与病机不合，故疑其非而久悬。

平脉辨证相濡医论（第二版）

156

旋覆花虽性味咸寒，然葱属辛温，且葱十四茎之量倍于旋覆花，全方当温而绝不致偏寒，用之寒证当无碍。另一疑窦乃一"虚"字，虚固当补，然补虚之法历来为补益之品扶正和祛邪扶正两类。旋覆花汤虽通经活血，然祛瘀即可生新而扶正，以其治半产漏下，于旨亦无悖。

读仲景之书，不应固守某方某药，当善用其法，灵活化裁。以活血化瘀法治虚劳，当为千古不易之法；以通经活血法治半产漏下，亦开后世之门径。据报道，张哲臣以旋覆花汤治不全流产 30 例皆愈（《浙江中医杂志》，1966；9（2）：20），赵廷楼以逐瘀法治疗滑胎 212 例，足月分娩 173 例，无效 22 例（《辽宁中医杂志》，1986；10（9）：26）。这些实例雄辩地证明了该汤在临床上确有指导意义。

活血化瘀疗崩中

关于崩中治法，方约之在《丹溪心法附余》中提出："初用止血以塞其流，中用清热凉血以澄其源，末用补血以还其旧。"后世归纳为塞流、澄源、复旧三法，奉为治崩之圭臬，余窃以为未必尽然。崩中原因颇多，因虚而崩者，固当塞流止血以为先。若因瘀血所致者，骤然止之，则瘀血更加凝涩，血未止益甚，即或止于一时终因瘀血未除而复崩。法当活血化瘀抉其壅塞，惜医者多视为危途，惯以止血为万全。独王清任胆识超人，创少腹逐瘀汤治血崩。瘀血一去，血自归经，何患血崩不止。虽曰活血，实则止血。

以活血化瘀法疗崩中，当确有瘀血指征方可施用。笔者临床应用时，以少腹疼痛、血暗有块、舌有瘀斑、脉涩或弦为诊断瘀血型血崩的指征。其中尤以少腹疼痛为主要指征。其痛常呈绞痛、刺痛、挛痛、寒痛或胀痛。腹痛一阵，血涌一阵。血下则痛缓，稍候可再痛，反复交替出现。腹痛越重，则瘀血的诊断就越肯定，此时可大胆使用活血化瘀法，不仅不会使血量增多，反可迅速止血，腹痛亦随之消失。个别患者可于药后血块增多，此时毋庸紧张，待血块下后，腹痛当随之减轻，血量亦相应减少而止。若少腹不痛，或仅绵绵作痛，即使血暗有块，亦不可贸然使用活血化瘀法，即或疑有瘀血作祟，当小其量而试之，以免血崩加剧。

由于致瘀原因不同，因而瘀血兼证各异，故于活血化瘀时，当予兼顾。血瘀兼气虚者，加党参、黄芪；血瘀夹痰湿者，加茯苓、陈皮、半夏等；血瘀兼血热者，用少腹逐瘀汤去茴香、肉桂、炮姜加牡丹皮、生地黄、大黄炭等。

如治田某，27 岁。经行不畅，自行饮酒以通经。酒后血崩，少腹绞痛，被褥皆湿。急用西医止血药注射未效。伴头晕、心慌、两手冰凉等症，甚为恐惧。舌暗苔白，脉沉紧而迟。处以少腹逐瘀汤加减：肉桂、炮姜、赤芍各 6g，桃仁、红花、川芎、炒蒲黄各 8g，香附、延胡索各 10g，炙黄芪、当归、炒五灵脂各 12g，1 剂血减，腹痛亦缓，2 剂血止。

综上所述，笔者单以活血化瘀法治血崩数十例，均一二剂即血止，无一例药后出血加剧者。此法对血瘀所致之漏证，亦颇有效，但必须掌握辨证要点，不可过剂。

暴崩验案举隅

崩，系指妇女非经期阴道大出血者。暴崩，较一般血崩来势急、量多势猛、病情重，属妇科急危症。大出血时，可气随血脱，危及性命。

暴崩发生的机理，主要是冲任不固。冲任不固，可由脾虚、血瘀、血热、气逆、外伤、阳虚、阴损等引起。古人治崩漏有三则：塞流、澄源、复旧。吾治暴崩的原则是标本同治，既塞流又辨证求本。现举验案数则。

案1：张某，女，20岁，未婚，采油工人。

患者素体健康。在野外巡视采油井房的夜班途中，忽有动物两爪搭其肩上，惊恐疾呼，动物逃窜，视之乃犬。回宿舍时，即感阴道下血，血量骤增，衣衾皆湿，急由同伴扶来就诊。

刻诊：暴崩如涌，色红无块，面色苍白，心悸气短，精神不振，仍感惊恐。

唇舌俱淡，脉缓无力。

方用升陷汤加减。

处方：

黄芪 30g	生地炭 30g	党参 10g	升麻炭 6g
藕节炭 30g	血余炭 10g	山药 20g	柴胡 6g
山萸肉 15g	仙鹤草 10g	桔梗 8g	

2剂，每剂煎3次，每4小时服1次。

二诊：1剂服完，血量大减；2剂终血止。尚有心悸气短，四肢无力，面色苍白，唇舌色淡。宗前法。

黄芪 30g	熟地黄 10g	党参 10g	升麻 4g
山药 20g	柴胡 6g	山萸肉 12g	炒白术 10g

枸杞子 10g

连服 10 剂，康复如昔。

按：该例由于惊恐过度，致气陷肾伤。气坠，血失固摄而下脱；肾伤，冲任失固而暴崩。方用升陷汤升举大气，佐山萸肉以固肾安冲，伍炭药以塞流治标，标本兼顾。血止，继而复旧乃痊。

例 2：张某，女，34 岁，已婚。

患者半年前即阴道不规则出血，遇经期血量增多，经后淋沥不断。曾因暴崩不止而入院，诊为功能失调性子宫出血，予输血、止血，好转出院。近又暴崩来诊。

刻诊：阴道出血量多，色淡红有块，腰痛酸软，周身无力，面色白，面部臃肿，心悸气短，食后仍觉心中空虚。

唇舌淡白质胖，脉沉细无力。

证属脾不统血而暴崩。

治以健脾益气，养血止血。

方用归脾汤加减。

处方：

炙黄芪 15g	党参 12g	茯苓 10g	远志 6g
桂圆 15g	煅龙骨 30g	煅牡蛎 30g	山药 15g
生地炭 30g	归身炭 10g	血余炭 10g	艾炭 10g
棕榈炭 10g	阿胶 10g	川续断 15g	炒枣仁 10g

木香 3g

服药 2 剂，血量明显减少。5 剂血止。前方加减连服半月，体力渐复。月经周期正常，但经量偏多。嘱做妇科检查，诊为子宫肌瘤。B 超结果：子宫有 4cm×5cm 肌瘤，左侧输卵管积液。治疗原则：经前及经期仍予归脾汤加减；平时补气养血剂中加化瘀消癥之品。

处方：

黄芪 15g	党参 12g	当归 10g	丹参 12g
三棱 10g	莪术 10g	鳖甲 12g	龟甲 10g

| 夏枯草 15g | 生牡蛎 30g | 玄参 10g | 海藻 15g |
| 昆布 15g | | | |

上药交替服用两月。B 超：子宫正常，左侧输卵管积液。继以健脾渗湿、软坚散结之剂治之。

处方：

党参 10g	茯苓 15g	薏苡仁 15g	大腹皮 12g
白术 10g	滑石 15g	丹参 15g	夏枯草 15g
海藻 15g	昆布 15g	生牡蛎 30g	

连服 3 个月。1 年后追访，身体健康，未再复发。

按：该患者开始诊为脾不统血。以归脾汤加减治之崩止。又经妇科检查为子宫肌瘤（中医属癥），证属虚实夹杂。出血的根本原因是肌瘤引起，故崩止后，转而化瘀软坚以除癥。癥消，病自根除。

例 3：王某，女，26 岁，已婚。

与顾客争吵，又遭领导批评，恚怒致崩。次日暴下如注，色暗红，有血块，胸胁少腹胀痛，乳房尤甚，郁闷欲哭，面色苍白。

舌淡苔白，脉弦。

方以逍遥散加减。

处方：

当归身 10g	白芍 10g	白术 10g	茯苓 10g
甘草 6g	柴胡 6g	薄荷 3g	煨姜 3g
生地炭 30g	藕节炭 30g	仙鹤草 10g	香附 10g
茜草炭 10g	三七粉 2g (分冲)		

3 剂，日 3 服。

二诊：药后血止，但仍胸胁满闷不舒，乳房胀痛，喜太息。舌淡苔白，脉弦细。予逍遥丸 10 袋。

按：肝藏血。暴怒伤肝，肝气横逆，肝血不藏，冲任不固，以致暴崩。以逍遥散疏肝理气佐以止血而愈。

例 4：王某，女，39 岁。

经素不调。闭经 3 个月，经行血涌成崩，两腿及棉裤均被血濡湿。登圊蹲下时，血下如注，色紫黑，夹有大小不等之血块，少腹冷痛，两脉皆弦。西医诊为功能失调性子宫出血，曾用止血药及刮宫术而血未止，就诊于中医。

诊为血瘀胞寒，予少腹逐瘀汤加减。

处方：

吴茱萸 6g	炮姜 6g	官桂 7g	香附 10g
延胡索 10g	川芎 7g	当归 10g	桃仁 9g
红花 9g	赤芍 9g	炒五灵脂 9g	炒蒲黄 9g

2 剂血止。

按： 此证为寒凝血瘀，故予温经散寒、活血化瘀之剂。因血瘀而崩者，若纯予止血，即使侥幸取效于一时，亦难根治，反使瘀血加重，反复发作。只要辨证准确，活血化瘀药放胆用之，不仅不加重出血，反能迅速止血，常一二剂即见分晓。

例 5：孙某，女，17 岁，未婚，工人。

经期负重装车，冲任损伤，血量甚多，血顺腿流至足，色鲜红无块，少腹疼痛。

脉弦。

治以固冲止血。

处方：

| 阿胶 15g | 乌贼骨 12g | 茜草 8g | 延胡索 10g |
| 菟丝子 10g | 川续断 15g | 白芍 12g | 血余炭 10g |

另予三七粉 6g，分 4 次冲服，2 剂血止。

按： 努责伤气，冲任不固，致成暴崩。乌贼骨、茜草，即《内经》四乌贼骨一芦茹丸，二药大能固涩下焦，为治崩之主药，张锡纯之"安冲汤""固冲汤"皆用之。

月经过多与带下病的中医辨治

一、月经过多

"月经过多"，又叫"经水过多"，是一种常见病，通过中医治疗是可以治好的。这种病临床常见有三种类型。

1.气虚型：多由体质虚弱，或久病伤脾，中气不足，冲任不固，不能摄血引起的。

临床表现：月经量多，色淡质薄、清稀如水。面色苍白，心悸怔忡，气短懒言，小腹空坠，肢懒无力。

舌质淡，苔薄白，脉虚弱无力。

治疗原则是补气摄血、升阳举陷，方用补中益气汤（丸）加仙鹤草、生地炭、藕节炭等。

处方：

黄芪 12g	白术 10g	陈皮 6g	升麻炭 6g
柴胡 6g	党参 15g	当归身 8g	仙鹤草 15g
生地炭 30g	藕节炭 30g		

水煎服，每日 1 剂。

2.血热型：多由素体阳盛，阳盛则热；或七情过激，郁而化火；或过服暖宫药及辛热食品以致血分蕴热，热迫血行。

临床表现：月经量多，色深红或紫红，有血块，心烦口渴，尿黄便干。

舌红苔黄，脉数。

治疗原则是养血调经、凉血止血，方用芩连四物汤加止血药。

平脉辨证相濡医论（第二版）

处方：

当归身 8g	生地炭 30g	白芍 10g	川芎 6g
黄芩 10g	黄连 10g	仙鹤草 12g	地榆炭 10g
侧柏炭 10g	血余炭 10g	藕节炭 30g	

水煎服，每日 1 剂。

3. 肾虚型：多由先天肾不足，或因多产房劳或术中损伤冲任，使冲任不固，以致月经过多。

临床表现：月经量多，色淡，头晕耳鸣，腰酸腿软，或足跟痛。

舌淡，脉沉细无力，尺脉尤甚。

治疗原则：滋补肝肾、调经止血，方用六味地黄汤（或丸）加减。

处方：

熟地炭 10g	山药 10g	牡丹皮 8g	泽泻 10g
山萸肉 20g	茯苓 10g	生地炭 30g	藕节炭 30g
仙鹤草 15g	鹿角胶 20g(烊化)		

水煎服，每日 1 剂。

二、带下病

带下病根据带的颜色可分为白带、黄带、赤带、赤白带、杂色带等。带下病临床可分为三个类型。

1. 脾虚型：多由饮食不洁，或劳倦过度，或思虑过度，损伤脾气，以致脾虚，运化失职，水湿内停。湿邪下注伤及任、带，任脉失固，带脉失约而成带下病。

临床表现：带下量多，色白如涕如唾，甚者绵绵不绝，无臭气味。伴有神疲倦怠，食少便溏，腹胀足肿，头昏闷，面色萎黄。

舌质正常或略淡，苔白，脉缓弱。

治疗原则：健脾益气、升阳除湿，方用完带汤加减。

处方：

苍术 10g	白术 10g	白芍 10g	山药 10g

| 柴胡 6g | 党参 15g | 车前子 10g | 陈皮 6g |
| 甘草 6g | 荆芥炭 10g | 芡实 10g | 薏苡仁 15g |

如果服汤药不便，用成药可服参苓白术散。如果湿邪化热，带成黄色，质稠有臭气味，可在上方加黄柏 10g、栀子 10g。

2. 肾虚型： 多由素体肾气不足，下元亏损，或房劳多产，伤及肾气，使带脉失约，任脉不固而成带下。

临床表现：带下量多，色白清冷质稀，淋沥不断，头晕耳鸣，腰疼腿软，小腹冷胀，小便清长，大便溏泄。

舌淡，苔薄白，脉沉迟。

治疗原则：补肾培元、固涩止带。

方用金锁固精丸加减（金锁固精丸有售）。

处方：

| 沙苑蒺藜 10g | 莲子肉 15g | 芡实 15g | 煅龙骨 30g |
| 煅牡蛎 30g | 菟丝子 12g | 覆盆子 10g | 金樱子 10g |

3. 湿热型： 多由经行产后，胞脉空虚，或因手术所伤，温毒之邪乘虚而入，损伤任带二脉，而成带下（包括西医学说的细菌、真菌、滴虫感染）。

临床表现：带下量多，色黄绿如脓，或夹血液，或浑浊如米泔、有秽臭气，阴中瘙痒。伴有口苦咽干。

舌质红，苔黄，脉滑数。

治疗原则：清热解毒、除湿止带。

方用止带方加减。

处方：

猪苓 10g	茯苓 12g	车前子 10g	泽泻 10g
茵陈 15g	黄柏 10g	苍术 10g	金银花 20g
败酱草 30g			

如果以上症兼有头晕耳鸣、胁肋胀痛，脉弦数者，为肝经有湿热，可用龙胆泻肝汤（或丸）以泄肝经湿热。方药：

龙胆草 6g   车前子 10g   生地黄 10g   当归 10g

柴胡 6g   甘草 6g   泽泻 10g   木通 8g

黄芩 10g   栀子 10g

崩漏临床治疗的体会

崩漏是指妇女非时阴道出血，血出如涌者谓之崩，淋沥不断者谓之漏，二者常可相互转化。虽临床表现有别，然机理一致，故治法亦多相同。

崩漏原因固多，发生的主要病机是冲任损伤。冲为血海，任为经脉之海，冲任皆起于胞内。冲任损伤，不能制约经血则为崩漏。

造成冲任损伤的原因有多种，临床以脾虚、血瘀、血热、气逆、阳虚、阴损、努伤者为多见。治疗以健脾益气、活血化瘀、清热凉血、疏肝理气、扶阳固本、滋补肝肾、固冲止血等法治之。

一、活血化瘀法

瘀血阻滞，冲任损伤，血不循经，溢而妄补，致成崩漏。治当活血化瘀，疏通血脉，瘀血一去，血自归经。当血崩如涌之时，常畏活血化瘀之法使出血增剧，弃而不用，惯以止血为先。我初用时亦有此虑，但反复实践证明，对确有瘀血而致崩漏者，用活血化瘀法，并无促进出血的弊端，反能迅速止血。

笔者临床应用时，以少腹疼痛、血暗有块、舌有瘀斑、脉弦或涩作为诊断瘀血型崩漏的指征，其中尤以少腹痛为主要指征，少腹疼痛愈重，则瘀血的指征愈肯定。其疼痛可呈胀痛、寒痛、挛痛、绞痛等。通则不痛，不通则痛，瘀血阻滞，经脉不通，故疼痛为必有的症状。腹痛一阵，血涌一阵，血下则痛缓，稍候再痛。此时可放手使用活血化瘀法而不必顾忌畏缩。若少腹不痛或仅有隐隐作痛者，其血虽暗有块，亦不可贸然用活血化瘀法，须谨慎从事。

临床上单纯血瘀者并不多见，往往有兼夹之证，须针对具体情况，配伍其他方法使用。若血瘀兼寒者，可见肢冷畏寒、少腹寒痛、舌淡苔白、脉弦或迟等，当活血化瘀佐以温通；若血瘀兼气滞者，可见少腹胀痛、胸胁乳房胀痛、烦躁易怒、脉弦等，当活血化瘀佐以行气；若瘀血兼气虚者，可见气短心悸、倦怠无力、舌淡胖而脉沉无力等，当活血化瘀佐以益气；若瘀血夹痰浊者，见胸脘痞闷、心中烦、苔腻脉滑等，当活血化瘀佐以化痰；若瘀血兼血热者，可见头晕面赤、心烦躁扰、口干溲赤、舌红、苔黄、脉数等，当活血化瘀佐以凉血；若血瘀兼阴虚者，可见心烦少寐、五心烦热、面色浮艳、舌红苔少或光绛、脉细数等，当活血化瘀佐以养阴。

病案举例：王某，女，39岁。

经素不调，经断3个月，经行血涌成崩，两腿及棉裤被血濡湿，登圊蹲下时，血下如注，色紫黑夹有大小不等之暗紫血块，少腹寒痛，两脉皆弦，舌质正常，苔薄白。西医诊为功能失调性子宫出血，曾用止血剂及刮宫而血未止，就诊于中医，诊为血瘀胞寒，予少腹逐瘀汤加减。

处方：

吴茱萸 6g	炮姜 6g	官桂 3g	香附 12g
延胡索 12g	川芎 6g	当归 10g	桃仁 9g
红花 9g	赤芍 9g	炒灵脂 12g	炒蒲黄 8g

2剂血止，继予温养气血佐以活血之品调理而愈。

按：治疗崩漏，通常以止血、澄源、复旧为遵循之规范，但不可一概而论，对于瘀血成崩漏者，用炭类或固涩之品止血，虽血亦可止，但难于根治，常反复发作，故不可视止血为常法。一见出血，概用止血之品，反易成瘀，当以澄源为第一要法，除其出血之因，不止血而血自止，此即治病必求其本之谓。

二、健脾益气法

冲任为血海，隶属于阳明，靠后天之精血以充养，靠脾胃之气以固摄。脾虚气弱，统摄无权，冲任不固，则血下溢而成崩漏。

其表现为面色苍白、气短倦怠、食少便溏、腹绵绵作痛或不痛、脉沉无力、舌体淡胖等。其中尤以脉之沉候无力为主要指征，脉或弦或大或数，若沉候无力，即以虚证看待，再兼以气短心悸、舌淡面白等，则脾虚气弱不难诊断。

治当健脾益气止血，临床常以补中益气汤或归脾汤加减施治。此法平稳，为临床医生所习用。兼少腹寒四肢欠温者，佐以温阳之品；若苔腻脘满兼痰湿者，佐以燥湿化痰之品，随症加减用之。

病案举例：于某，女，47岁。

七七之年，天癸将绝，经期已乱，或半月一行，或二三月一行。每行经则淋沥不断，少则半月，多则盈月，少腹隐痛，血色暗而有块，面白不华，心慌气短，倦怠无力，动辄益甚，腰酸腿软，下肢浮肿，舌淡，脉缓无力。西医诊为更年期综合征，中医属脾不统血兼瘀。予归脾汤加活血之品。

处方：

炙黄芪 12g	党参 10g	茯苓 10g	白术 8g
当归 10g	升麻 4g	川芎 7g	乌药 6g
香附 9g	泽兰 8g	茜草 8g	川续断 12g

2剂。

二诊：腹痛减，血未止，予炙黄芪 12g、党参 10g、茯苓 10g、白术 9g、当归 10g、香附 9g、川续断 12g、鹿角霜 12g、杜仲炭 10g、阿胶 15g（烊化）、乌贼骨 12g，3剂血止，继以上方加减调理，后虽有反复，但血量减少，延长的时间也缩短，一年后经绝。

三、清热凉血法

血热则迫血妄行，冲任不固，致成崩漏。但血热有虚实之分，实热者可见面赤心烦、口干溲赤、舌红脉数等，当清热凉血止血；烦躁易怒、胸胁乳房及少腹胀痛者，当清肝热凉血止血。虚热者，见五心烦热、舌红少

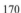

苔脉细数者，宜养阴清热，随症加减。

病案举例：孙某，女，27 岁。

经行腹痛，自行饮酒以活血通经，酒后头晕、面赤、心中烦热，卧床后少腹绞痛，血出如涌，衾褥皆湿，注射止血剂无效，甚为惊恐。

脉弦数舌红。

中医诊为血热夹瘀。

处方：

| 柴胡 6g | 黄芩 9g | 栀子 9g | 牡丹皮 9g |
| 生地黄 12g | 川楝子 9g | 延胡索 10g | 茜草 9g |

再诊：服药 2 剂，痛缓血减。

处方：

柴胡 6g	牡丹皮 8g	栀子 8g	生地炭 12g
白芍 9g	玫瑰花 7g	代代花 7g	茜草 7g
乌贼骨 10g	藕节炭 12g		

2 剂血止。

四、疏肝理气法

肝喜条达而藏血，肝气横逆则损伤冲任，肝血不藏而成崩漏。其表现为胸胁、乳房、少腹皆胀痛，烦躁易怒，脉弦。当疏肝理气止血。若气郁化火则面赤心烦，脉弦数舌红，当疏肝理气佐以清肝，兼瘀者佐以活血，兼阴虚者佐以养阴。

病案举例：刘某，女，34 岁。

行经 3 日，夫妻反目，腹痛，经量多，继之淋沥不断，以后经期紊乱，每行经则旬余方止，头晕易怒，两乳及少腹胀痛，恶心不欲食。

脉弦略数，舌正常。

予柴胡疏肝散加减。

处方：

| 柴胡 6g | 香附 9g | 白芍 9g | 川芎 5g |

郁金 8g	丹参 10g	牡丹皮 7g	薄荷 1.5g
橘叶 6g	瓜蒌 9g	藕节炭 12g	生地炭 12g

每于经痛服三四剂，4个月后，经期已正常，经量亦正常。

五、固冲止血

用力过度，或跌打闪挫，皆可损伤冲任造成崩漏。此种出血，必有明显之诱因可查，诊断并不困难，当以止血为先，若冲任损伤兼有气滞血瘀者，则佐以活血行气。

病案举例：孙某，女，17岁。

经期负重装车，冲任损伤，血量甚多，顺腿流至足，少腹疼痛。脉弦。

三七粉 6g (冲服)	阿胶珠 15g (烊化)	乌贼骨 15g	茜草 8g
延胡索 10g	生地炭 12g	藕节炭 12g	川续断 15g
白芍 12g			

2剂血止。

六、扶阳固本

阴为阳之守，阳为阴之使，阳虚则冲任不固，不能摄阴血而致崩漏。见面色白而唇甲淡，汗出肢冷，气促息微，脉微弱。有形者难以骤生，无形者当以急固，急用参附汤回阳益气，固摄阴血。若长期慢性失血，可造成气血亏损或阳气虚弱，当补其气血、固其冲任。

病案举例：

例1：张某，女，43岁。

患子宫肌瘤，经血过多已年余，气血损伤，面白气短，心悸无力，遇冷则手足拘挛。此次经行忽然暴下，色黑有块，顿觉心中震震，头晕目眩，气促难续，汗出肢冷，脚挛急，脉虚大而数稍沉则欲绝，舌淡。血压 40/20mmHg，血红蛋白 5g/dL，西医用输血、抗休克、止血，中药用红参15g、炮附子10g、山萸肉30g，浓煎频服。血止，血压上升后，转手术治疗。

按：参附回阳以固脱，山萸肉能益精血，收敛元气，振作精神，张锡纯先生倍赞其功。血脱之人，阴不能内守，阳气亦微，纯用阳刚之品，恐阳暴出，漫越于外，佐以山萸肉，可益其精血，收敛元气，刚柔相济，无阳气暴越之虞。

例 2：蒋某，女，27 岁。

患再生障碍性贫血，已二载，血红蛋白 4 ～ 6g/dL，血小板 4×10^9L 左右。面色唇甲舌皆苍白如蜡，气短心悸，下肢出血点此起彼伏，脉虚。行经血量较多，淋沥不断，每次行经，血红蛋白即下降，必予输血方能回升，后每于行经时请中医会诊。

以胶艾四物汤加减。

鹿角霜 12g	艾炭 7g	阿胶 15g（烊化）	熟地黄 10g
当归 9g	白芍 9g	党参 12g	川芎 4g
生黄芪 12g	血余炭 12g	乌贼骨 15g	

每次行经服上方三四剂，血量减少，至期而净，输血可由每月一次延长至二三月一次，血红蛋白可维持在 6g/dL 左右。

七、滋补肝肾法

肝藏血，肾藏精，冲任虽统于阳明而隶于肝肾。肝肾阴亏则冲任不固，亦可导致崩漏，临床以五心烦热、躁扰少寐、舌红少苔、脉细数为主要见症，治当滋补肝肾之阴，佐以止血。

病案举例：陈某，女，21 岁。

刻苦攻读，耗伤阴血，头痛少寐，面感烘热，五心烦热，心悸不宁，烦躁易怒，精力不能集中，月经超前，渐经期延长，或十天半月方净，血色鲜红，舌红脉弦细数。

诊为肝肾阴亏，虚热内扰，迫血妄行。

处方：

龟甲 12g	女贞子 12g	旱莲草 12g	丹皮炭 8g

白芍 9g	生地炭 12g	柏子仁 12g	炒枣仁 15g
山萸肉 10g	地骨皮 12g	炙百合 12g	血余炭 10g
玫瑰花 6g			

以此方加减，调理 3 月余，阴复热除，月信正常。

余临床 20 余年，所治之崩漏证，以漏证较崩证为多。其中以西医诊断为功能性子宫出血者效果较好，对血液病及子宫肌瘤造成崩漏者，虽能减少出血，但一般难于根治。另外因上环或服避孕药而经期紊乱出血较多或淋沥不断者，依照中医辨证施治，亦可取得满意效果。

桂枝汤将息法与测汗

　　测汗法，是外感热病中据汗以判断病情及其转归的一种方法。仲景虽未明确提出"测汗"二字，但已寓意于中。明确提出测汗法者为叶天士，他在《吴医汇讲·温证论治》篇中曰："救阴不在补血，而在养津与测汗。"王孟英据《种福堂》本改为："救阴不在血，而在津与汗。"将"测"字删除，不仅湮没了测汗这一重要学术观点，亦使原文晦涩难明。

　　太阳中风证，"发热汗出"，本自有汗，仲景何以更求其汗？显然二汗不同。盖太阳中风之自汗出，缘于风邪伤卫，阳强阴弱，营卫不和，"阳浮者，热自发；阴弱者，汗自出"。此汗为风邪外客所作，乃为邪汗。邪汗的特征有四：一是阵阵汗出，而非持续不断；二是头胸部多汗，而非遍身皆见；三是多为大汗，而非微似汗；四是汗出脉不静、热不衰，或暂减旋即又热，而非汗出脉静热衰。服桂枝汤后所出之汗，乃阴阳和、营卫调之正汗。

　　正汗的特征，恰与邪汗相对：微似汗，通身皆见，持续不断，随汗出而脉静热衰，此谓正汗。临床见此正汗，就可以判断已然里解表和，纵然一时寒热未尽，头痛未除，亦可知病已将愈，不必尽剂。所以仲景不以寒热头痛等症的消除作为判断的指征，而独以正汗为判断依据。若不知此度，仍一味蛮服，不仅画蛇添足，亦足衍生它变。

　　欲知正汗何以能测病，必先明正汗出现的必备条件。《素问·阴阳应象大论》曰："阳加于阴谓之汗。"吴鞠通进一步阐明："汗之为物，以阳气为运用，以阴精为材料。"这就明确指出了正汗的两个必备条件，首先是阳气与阴精的充盛：阴精充盛而作汗之资不乏，阳气充盛而蒸腾气化有权；第二个条件是气机畅达，阳施阴布：阳气布施而能蒸腾气化，阴精敷散而能输达肌腠以化汗，二者缺一不可。正如《伤寒论》中所云："阳明病，胁下硬满，不大便而呕，舌上白苔者，可予小柴胡汤。上焦得通，津液得下，胃气因和，身濈然汗出而解。"予小柴胡汤后，气机通畅，阳施阴布，故而濈然汗出。

不得正汗之因不越二端：一为阴阳虚衰，阳虚无蒸化之力，阴虚无作汗之资；二为邪气壅塞，气机郁闭，阳气不敷，阴精不布，皆不得作汗。这两类无汗的表现，在热病各个阶段中皆可见到，二者一虚一实，机理迥异。

测汗之法在《伤寒论》中广为应用，桂枝汤类诸方，皆将息如桂枝汤法，不言而喻，测汗之法亦皆适用之。它如葛根汤、麻黄汤、甘草附子汤、柴胡桂枝干姜汤乃至小柴胡汤等，亦皆以"微似汗出"之正汗为判断病情之依据。

测汗之法在温病卫气营血各个阶段亦普遍适用。新感温病邪在卫分时，可发热微恶风寒而无汗。这种无汗的原因，是由于"温邪上受，首先犯肺"，肺气郁而寒热无汗。卫阳依肺气而宣发，津液赖肺气而敷布。今肺气既被温邪所伤而不得宣发肃降，则卫阳亦郁遏不宣。卫阳郁遏而为热，皮毛失却卫阳之温煦而恶寒，阳不布，津不敷，故而无汗。

既然卫分证的病机在于温邪犯肺而肺气郁，那么治疗就当重在宣解肺郁，使肺气宣发，透邪外达，宜用辛凉之剂，凉以清热，辛以解郁，宣达肺气。当肺郁一开，气机通畅，卫阳得宣，津液得布，里解表和，自然津津汗出，此即正汗。反过来，临床见此正汗，即可推断肺郁已解，气机已畅，阳气得布，津液得敷，此即测汗法在卫分证的应用。叶天士所说的"在卫汗之可也"，即指的这种正汗，与测汗法理出一辙，互为阐发。惜今多误解"汗之可也"为汗法，与"温病忌汗，汗之不惟不解，反生他患"之旨相悖。吾师赵绍琴独具慧眼，深得叶氏之真谛，曰"汗之可也是目的，不是手段"，可谓一语道破。

当然，卫分证时多有自汗出，既然有汗，测汗法是否仍然适用？答曰仍然适用。因卫分证之自汗出，是因阳热郁极而伸，热迫津泄而为汗，此

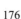

汗并非正汗，而属邪汗。由邪汗而转见正汗，则肺郁已开，表解里和矣。若汗出而热仍在，恶风寒已罢者，为邪已传里，已不属卫分证了。

当邪入气分阶段时，虽病位不同，邪正盛衰有异，类型各殊，然测汗之法仍普遍适用。如邪热在肺时，可见喘咳胸闷，灼热无汗，或仅见头汗出。用辛凉宣透之麻杏石甘汤等，肺热透达而解，肺气得以宣发肃降，正汗可出，喘咳可平。据此汗，即能推断热已解，肺气得宣，病已将愈矣。

又如热结肠腑的阳明腑实证，因热与糟粕相搏结，阻于肠腑，气机阻塞不通，可灼热无汗或仅手足濈然汗出。热结甚者，不仅肢厥脉沉，甚至通体皆厥，脉亦厥，此时郁闭甚重，无汗自不待言。然通下之后，热结一开，气机畅达，阳可布，津可敷，反可见厥回脉复，遍体津津汗出，此即正汗。

孰能谓大承气汤为发汗剂？此乃里解表和，阳施阴布之结果，诚不汗而汗者也。甚至见气分无形热盛之白虎汤证时，虽有大汗出一症，测汗之法依然适用。白虎证之大汗出，乃邪热炽盛，迫津外泄之邪汗，当予白虎汤辛凉清解之后，邪热渐衰而大汗渐敛，转而可见遍体持续微汗，此即由邪汗而转为正汗，病有转机之征兆。

当见营分、血分证时，不仅因邪热深陷，气机郁闭更甚，且因热邪灼伤阴液，作汗之资匮乏，因而灼热无汗。当透其营热，滋其营阴，使气机畅达，营热得以透转，营阴得以恢复之后，亦可转见遍身津津汗出。临床据此汗，即可推断营热已然透转，营阴已复矣。温病后期，津亏液耗而无汗者，待养阴生津之后，亦可见周身微微汗出，临床可据此汗而断定阴液已复矣。正如金寿山所说："大多数温病，须由汗出而解（包括战汗）。在卫分时期，汗出而病解者，病势尚轻；在气分时，清气分之热常能汗解，里气通，大便得下，亦常能汗出而解。甚至在营分、血分时，投以清营凉血之药，亦能通身大汗而解。可见得汗为邪热外达的表现。"

假如说辛凉宣透之剂，还因"辛能散"而涉发汗之嫌，那么承气汤、犀角地黄汤（犀角用代用品）、清营汤、加减复脉汤等，则绝无发汗之

桂枝汤将息法与测汗

力，但服后依然可以汗出，究其机理，正是阴阳和调，气机畅达，阳施阴布之结果。测汗的意义，正如章虚谷所说："测汗者，测之以审津液之存亡，气机之通塞也。"测汗一法，确为中医判断外感热病转归的重要客观指征。

白虎汤用于杂证的体会

白虎汤为治外感热病阳明气分无形热盛的主方,临床广为应用,疗效卓著,历久不衰。笔者以其治疗内伤重症,亦取得满意疗效。兹举几例如下:

例1:窦某,男,21岁。

1969年因食蓖麻油炸的油条而中毒,继发再生障碍性贫血。血红蛋白在4g/dL左右,红细胞$2×10^{12}$/L上下。经常衄血、发热、烦躁、自汗,身有瘀斑多处,此起彼落。

舌淡红,苔薄黄,脉洪大而数。

此为阳明热盛,淫于血分,迫血妄行。

予白虎汤加白茅根、生地黄,重用生石膏45～60g。继两旬而热不再发,出血止,脉敛,血红蛋白增至6g/dL。后石膏减量,加阿胶,继用前方,两月后血红蛋白增至10g/dL以上,持续稳定。

例2:张某,男,37岁,针灸医生。

患肝硬化十余年,脾大平脐。1964年复发,烦躁不宁,自汗口渴。

苔白欠润,脉洪大。

诊为阳明气分热盛,予白虎汤原方,4剂汗止烦除,脉亦和缓敛静。

例3:张某,男,53岁。

哮喘十余年,1972年冬,因感冒哮喘发作,予抗生素、泼尼松、肾上腺素等,症状未能控制。端坐呼吸,不能平卧,汗出以头部为甚,烦躁不安,身无热,亦不渴,大便干。

脉洪大,苔白微黄。

此阳明热盛、蒸迫于肺而作喘。

予白虎汤原方，3 剂而汗止，喘轻，已能平卧，脉敛，大便亦通。

例 4：谢某，男，34 岁。

1984 年春初诊：自汗兼盗汗年余，夜间常因盗汗而褥湿大片，白天则自汗，尤其于劳累或情绪激动时，则汗从腋下如水流，无身热，烦躁，口渴。

脉洪数而滑，舌质红，苔微黄。

诊为阳明气分热盛，迫津外泄而为汗。

予白虎汤清其气分热邪，4 剂汗止脉缓。

按：白虎汤不仅用于外感热病阳明气分无形热盛者，亦广泛用于内伤杂证而阳明气分热盛者。关于白虎汤的使用指征，俗皆以大热、大汗、大烦渴、脉洪大四症为准。然临床四大症皆备者寡，而不典型者多。因而吴鞠通提出白虎汤四禁，示人以规矩。曰："白虎本为达热出表，若其人脉浮弦而细者，不可与也；脉沉者，不可与也；不渴者，不可与也；汗不出者，不可与也。"张锡纯则对吴氏之说持有非议，曰："吴氏谓脉浮弦而细者禁用白虎，此诚不可用矣。至其谓脉沉者、汗不出者、不渴者皆禁用白虎，则非是。"这就把吴氏的四禁打破了三禁，只剩下个脉浮弦而细一禁。

据笔者管见，大汗、脉洪大二症为使用白虎汤的指征。据此，大胆提出白虎两禁：无大汗出者，不可与也；脉不洪大者，不可与也。当否，求正问道。

吴茱萸汤临床应用体会

　　吴茱萸汤乃千古名方，出自仲景《伤寒论》和《金匮要略》，共有五条。其主要见症有干呕、吐利、吐涎沫、头痛、手足厥冷、胸满、烦躁欲死等，表现虽异，病机则一，皆为厥阴阳虚兼寒气凝滞或寒气上逆。其或由肝阳虚衰，寒自内生所致；或由肝阳虚衰，外寒直中厥阴而成。其所引起的病证相当广泛，仲景所列诸证，仅择其要列举之。

　　除此之外，临床还常见到阴器痛缩牵引少腹、懈怠无力、癥瘕、抽筋、痹痛等多种症状。吴茱萸汤的主要功效是暖肝散寒，温胃降逆。方以吴茱萸为君，其性辛热，暖肝散寒降逆；重用生姜以温中散寒，人参、大枣实脾以制肝，共成暖肝散寒、温中降逆之剂。方义严谨，其效卓著。余临证以来，凡肝胃虚寒者皆以吴茱萸汤加减运用，颇觉得心应手。使用该方之要点如下：

　　1. 脉弦，沉取较弱，指下有不足之象者，即为主症。弦脉或兼迟、兼紧、兼细，或左关独弦，沉取无力。

　　2. 苔白滑，舌质或胖淡，或淡暗，色必不红。

　　3. 症见畏寒肢冷，倦怠无力。

　　以上三者为主要指征，其他可见头痛头晕，胸胁满痛、吐利脘痛，口吐清水，小腹阴寒，阴痛缩急，抽筋拘挛，顽麻痹痛等，凡此皆非必见之症。只要主症见，兼症或见一二，即可以吴茱萸汤加减治之。

　　例 1：厥阴头痛

　　张某，女，47 岁。

　　1977 年 7 月 23 日初诊：颠顶痛已 13 年，时好时犯，屡治不效。夏日户外乘凉，感受风寒，头剧痛欲撞墙，颠顶尤甚，面色青，手足冷过腕，恶心吐清水，无臭味。

脉沉弦紧。舌质略暗紫，苔白润。

诊为厥阴头痛，予吴茱萸汤。

处方：

吴茱萸 12g   生姜 15g   党参 10g   甘草 6g

大枣 3 枚

2 剂痛缓，6 剂痛止。后予逍遥散加吴茱萸，共服半月，至今未发。

按： 肝脉上出额，与督脉会于颠，厥阴寒浊循经上干则颠顶痛，此种头痛，多伴有肢冷吐清水，可绵延十余年而不愈，每于恚怒或受风寒时易发。厥阴寒逆头痛，自有别于感风寒者，无须加川芎、白芷、羌活、防风之辛散。唯暖肝散寒，厥阴寒浊不上干于颠，则头痛自愈，虽沉年痼疾，亦可数剂而瘳。

例 2：厥阴寒疝

王某，男，43 岁。

18 年前做脾摘除手术，1978 年夏适值雨后蹚水，又于自来水下冲脚，回家后即觉前阴痛，迅速加剧，以热水袋敷而不缓，围被端坐不能活动，茎缩如蛹，囊缩入腹，下肢挛痛。

诊其脉弦紧，重按略虚，此肝阳素虚，寒邪直犯厥阴，予吴茱萸汤温散之。

吴茱萸 10g   生姜 15g   细辛 5g   党参 10g

甘草 6g

1 剂痛缓，2 剂痛止，茎伸囊出。

按： 足厥阴经绕阴器，抵小腹。平素肝阳虚衰，寒邪直犯厥阴，经脉绌急而阴痛，牵引下腹。吴茱萸汤温肝散寒，佐细辛启肾经之阳，引在下之寒而外达。余于大庆油田工作期间，因气候寒凉，见患附睾结核、精索曲张、精索炎者甚多，皆属中医寒疝范畴，以吴茱萸汤加橘核、荔枝核等，效果颇佳。

平脉辨证相濡医论（第二版）

例 3：**妊娠呕吐**

赵某，女，27 岁。

1972 年 3 月初诊：禀赋素弱，妊娠三月余，呕吐不止。所吐皆为清水无臭，口涎时涌，饮食难进，肢冷无力。

脉沉弦细而无力，舌淡苔白。

此厥阴寒逆，夹胃中浊气上冲，致呕吐不止，予吴茱萸汤温中降逆，暖肝散寒。

处方：

吴茱萸 8g　　　　生姜 12g　　　　党参 9g　　　　白术 8g

半夏 8g

2 剂而吐止，饮食得进。

按：妊娠恶阻因胎热者多，然亦有因寒者。属寒者所吐为清水，伴有畏寒肢冷，脉见弦而无力，舌苔白滑。以吴茱萸汤暖肝温中，加白术健脾以制阴浊，竟应手而效。若拘于产前宜凉，必犯虚虚之戒，医者当察。

例 4：**痃癖**

梁某，男，53 岁。

1981 年 2 月 11 日初诊：身魁伟，两胁至少腹时抽痛，业已数载。发则腹两侧肌肉板硬，凹下一条沟，自胁下至少腹，有硬棱状物突起，剧痛难忍，不能转侧，阴茎抽缩，小便余沥。每于劳累或生气后易发，须三四日方能缓解。曾几次到医院急诊检查，诊为肌肉痉挛。

两脉沉弦而紧。

中医诊为痃癖，缘肝肾寒逆所致，予吴茱萸汤加减。

处方：

吴茱萸 10g　　党参 10g　　　生姜 12g　　　附子 10g

细辛 5g　　　乌药 9g

2 剂。

2 月 14 日二诊：今日发作一次，然不剧，发作时间较前缩短，仅三时许。原方再进 2 剂。

2月17日三诊：欲发未作，微痛即缓。前方进退，10剂而安。

按： 疝瘕乃脐两旁有条状物突起硬痛，状如弓弦。余仅经此一案，肝肾寒逆当为此证病因之一。因符合厥阴寒逆特征，故予吴茱萸汤治之，不期而效，谨记于此。

例5：肝虚胁痛

赵某，男，38岁。

患肝炎两年半，始终不愈。头晕乏力，食欲不振，胁胀痛，脘腹满，肢体懈怠，劳则加剧。面色萎黄。肝胁下2.5cm，脾胁下1.5cm。HBsAg阳性。GPT780单位（正常值为100单位以下），ZnTT（++）。

脉弦滑，沉取较软。苔白薄稍腻。

证属肝阳不足，清阳不升，湿浊困阻脾胃。

处方：

吴茱萸8g	干姜6g	白术9g	党参10g
淫羊藿9g	柴胡6g		

共服38剂，症状消失，肝功能恢复正常。肝胁下1cm，脾可触及边缘，予逍遥丸加味，调理两月，恢复正常工作。

按： 人身一身气机之升降出入，皆系于肝之春生升发之气，才能生生不已，推陈致新。少阳之气，毕竟属阳气初升而未盛，助以温煦则舒发，若破气克削、寒凉戕伐，必致少阳之气萎顿而不发，失其舒启之职，升降出入乖戾。

予吴茱萸、干姜以温煦，淫羊藿助肾阳以温肝，辅以人参、白术之助脾之清阳，俾肝阳升启，敷布荣泽，则一身气机随之勃勃，诸症自可消除。惜助阳者寡，而开破寒降者众，致久病不愈者屡见不鲜。

吴茱萸汤应用广泛，确为千古名方，以上寥举数例，亦仅一斑。临证知厥阴寒逆之病机，并掌握辨证要点，自可灵活运用。

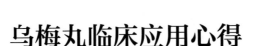

乌梅丸临床应用心得

乌梅丸乃厥阴篇之主方，惜多囿于驱蛔、下利，乃小视其用耳。

厥阴经包括手足厥阴经，然足经长手经短，足经涵盖手经，故厥阴经主要讨论肝的问题。《伤寒论》六经，皆言厥阴篇杂乱，余以为不然，实乃井然有序。厥阴篇的本质是肝经虚寒，以此形成全篇主线。

肝乃阴尽阳生之脏，阴寒乍退，阳气始萌而未盛，阴阳交争最易因阳气馁弱，阴寒尚盛而形成虚寒之证。肝应春，必待阳气升，始能升发疏泄，尤天地间必春之阳气升，始有万物生机之勃发。肝阳虚，阳不升发敷布，则见畏寒肢厥、脘腹冷痛等症。

然肝中又内寄相火，当肝阳虚而不得升发疏泄之时，已馁之相火亦不得敷布，郁而为热，此即尤在泾所云："积阴之下必有伏阳。"一方面是阳虚阴寒内盛，一方面是相火内郁而化热，这就是造成厥阴病寒热错杂的病机。

寒热错杂，阴阳交争进退，故有厥热之胜复。相火内郁化热，必上下攻冲。郁热上冲则善饥、消渴、气上撞心、心中热痛；阴寒内盛则饥而不能食，食则吐蛔，下利不止。

纵观厥阴病全篇，核心问题是论述阴阳交争、厥热胜复。对痉厥、舌謇、囊缩等症，虽未着重论述，但知厥阴之病机，则上述主症尽在不言中。经云："出入废，则神机化灭；升降息，则气立孤危。"肝虚不能升发疏泄，气之升降出入乖戾，厥证乃现。再者，肝主筋，痉乃筋之病；肝过阴器，上入顽颡，肝阳虚，筋失温煦而拘急，痉、囊缩、舌謇由兹而作。

判定寒热之胜复，主要以厥热、下利、咽痛、饮食、脉急等为指征。全篇55条中，有半数论厥热胜复。阳复则热，阴盛则寒。阴盛则下利，阳复则利止，热盛则下脓血。郁热上灼则咽痛、口伤赤烂、口渴，郁热内扰则饥、则烦。土衰而不能食，阳亡则除中。肝阳虚极则真气脱越，呈躁无暂安时之脏躁，或阴阳离决之格阳、戴阳，或其气上脱而喘，阳复则现阳脉，阴盛则现阴脉。若肝阳复，又可脏病移腑而现少阳证。凡此，皆是据以判断阴阳胜复之指征。厥阴全篇是以不同指征，详论阴阳寒热之胜复进退，条理清晰，何其井然、严谨。

肝主升发、疏泄，其政舒启，其德敷和。肝的疏泄条达，在人体具广泛之功能，《中医基础理论》教材归纳为五个方面：调畅气机、情志、津血、脾胃、月经与排精等。倘肝虚失其疏泄之职，则五脏六腑、气血津液可呈现广泛病变。

笔者运用乌梅丸所治病变颇广，凡寒热交作、头痛昏厥、痉搐转筋、胁脘胀痛、呕吐嗳气、胸痹胸痛、消渴、懈怠、麻痹、精神萎靡、痛经、阴缩阴痛、目痛等，以西医病种计有心脑血管病、肝胆病、胃肠病、神经系统疾病、糖尿病、更年期综合征、月经病等。

笔者应用乌梅丸所掌握的主要指征有二：其一是脉弦按之无力。弦为肝之脉，弦为减，乃阳中之阴脉。春令，阴寒未尽，阳气始萌而未盛，脉欠冲和舒启之象而为弦。肝虚者，温煦不及，致脉拘急而弦。其弦，可兼缓、兼滑、兼数等，然必按之减，甚或弦而无力，无力为虚。其二是具有肝经症状，或胁脘胀痛，或呕吐、嗳气，或胸痛、心悸，或头昏厥，或痉搐转筋，或阴痛囊缩，或懈怠无力，或寒热交作等。数症可并见，或仅见一症，又具上述之脉象，即可用乌梅丸治之。

乌梅丸乃寒热并用之偶方。附子、干姜、蜀椒、桂枝、细辛皆辛热或辛温，功能扶阳温肝，令肝舒启、敷和。当归补肝之体，人参益肝之气，皆助肝之升发疏泄。黄连、黄柏苦寒，泄相火郁伏所化之热。乌梅味酸，敛其散越之气，以固本元，故以为君。《医学衷中参西录》云："凡脱，皆脱在肝。"重用味酸之山茱萸救脱，与乌梅丸重用乌梅理出一辙。

乌梅丸中，乌梅300粒，实测为570g，其量独重。去核后，所剩乌梅肉实测为192g。其中干姜、附子、川椒、桂枝、细辛5味热药量为

平脉辨证相濡医论（第二版）

1500g，寒药黄连、黄柏共重1100g，三者比例约为2.9：1.36：1。笔者运用本方，若无真气脱越之象，乌梅常减量。热重者加大寒药用量，或少加龙胆草；寒重时加大附子用量，或加吴茱萸；气虚重时加黄芪；阴血虚重者恒加白芍；肾气虚者加巴戟天、淫羊藿；清阳不生加柴胡；兼有瘀滞加桃仁、红花。基本遵从原方药味与分量，亦有灵活加减。以下附医案数则。

例1：冀某，女，51岁。

昼则身如冰水浸，自心中冷不可禁，虽穿厚衣不解；夜则身热如焚，虽隆冬亦必裸卧，盗汗如洗，头痛，左胁及背痛。情志稍有不遂则心下起疱如球，痞塞不通，胸中窒塞。饮食、二便尚可，年初经绝。先后住院11次，或诊为更年期综合征，或诊为内分泌失调，或诊为自主神经功能紊乱。

脉沉涩寸滑。

余以乌梅丸作汤剂，2剂寒热除，汗止，心下痞结大减，4剂而愈。已数年，生活正常，未再发作。

例2：某男，63岁，病奔豚30余年，自觉有气从小腹上攻，攻致腹则腹胀痛，攻致胸则胸中憋闷疼痛，呼吸窒塞，欲死，连及头颈后背两臂皆憋胀痛，痛苦殊甚，全身无力，继则大口频频嗳气，气喷涌如山崩，气出则诸症稍缓，须臾复作，一日发作二三次或十数次，逐年趋重，情志波动时更重。西医诊断为冠心病、胃神经症、吞气症等。

脉弦大按之减，呈革脉，两尺沉。

中医诊断为奔豚，乃肝肾阳虚，厥气上逆，予乌梅丸加减。

处方：

乌梅 6g	炮附子 15g	干姜 5g	桂枝 12g
茯苓 15g	白术 10g	川椒 5g	细辛 4g
黄连 8g	黄柏 4g	党参 12g	当归 12g
沉香 4g			

此方加减，共服24剂，诸症渐减而愈，已两年未再发。

例 3：苏某，女，37 岁。

每次行经则头晕呕吐，目系抽痛，眼不能睁，时时晕厥，一日三五度不等，寒热交作，少腹寒痛，经血暗少，约五日后，经净方渐缓，已七八年，屡治不愈。

脉沉弦细涩，舌淡而暗。

乃肝阳肝血皆虚，予乌梅丸加减。

处方：

乌梅 5g   桂枝 10g   炮附子 10g   干姜 4g

川椒 4g   细辛 4g   当归 12g   党参 12g

川芎 7g   五灵脂 12g   蒲黄 8g   乌药 8g

延胡索 10g   黄连 8g   黄柏 4g

经欲行即服至经净，每月服六七剂，素日服人参养荣丸，连服三月而愈，已二三年，经期生活劳作正常。

桑白皮治鼻衄

忆 1962 年在北京同仁医院随从陆石如老师实习时，曾讲述孔伯华老中医治一鼻衄患者，百日未愈，诸法遍试，罔效，延孔老诊视，独用味桑白皮而衄止。后于临床中，几遇因肺热气逆而鼻衄者，常独用桑白皮 20g，以泻肺止衄，或佐清肺之品，颇获良效。

盖肺开窍于鼻，肺热则气逆，气逆则血随之而上，溢出鼻窍而为鼻衄。桑白皮功擅泻肺气，气帅血行，气降则血降；气有余便是火，气降则火消，衄乃自止。

蜈蚣息风之偶得

蜈蚣息风，本草中多有记载。《本草纲目》谓其治"小儿惊痫，抽搐脐风"。《医学衷中参西录》曰：蜈蚣"走窜之力最速，内而脏腑外而经络，凡气血凝聚之处皆能开之"，"其性尤善搜风，内治肝风萌动、癫痫眩晕、抽掣瘛疭、小儿脐风，外治经络中风、口眼㖞斜、手足麻木"。

据笔者临证之管见，蜈蚣用以治肝风，用量要大，一般20～40条。量小则效微或罔效。若用于虚风者，量不宜大，二三条足矣。基本配伍为：蜈蚣20～40条，全蝎6～9g，僵蚕9～12g，生黄芪30～60g，赤芍9～12g，乳香6～9g。

蜈蚣配以全蝎、僵蚕息风之力更雄。配以黄芪者，乃借黄芪升举之力，托蜈蚣直达于颠。且黄芪"主大风"，量小则升，量大能息大风。加赤芍、乳香者，开破气血之凝聚，助蜈蚣之行窜搜风。其他配伍可随症加减，如肝热者，可加龙胆草、栀子、牡丹皮；血虚者，加当归、川芎、白芍、熟地黄；阴虚者，加白芍、生地黄、女贞子、旱莲草；夹痰者，加陈皮、半夏、胆南星、菖蒲；脉弦劲者，加牛膝、生石决明、生牡蛎；脉沉细而弦急者，加川楝子、姜黄以疏通气机。

关于蜈蚣的毒性问题，我们临床屡用，甚至每剂用至60条，亦从未见有毒性反应。1973年我曾以10条蜈蚣为粉，一次吞服，除有草腥味外，别无不适，头脑反觉清爽。1975年时，曾试用以蜈蚣为主的静脉注射液治疗癌症，因条件所限，先以自身试验。以1∶5蜈蚣液静点。连续3日。分别为30mL、60mL、100mL，无任何毒性反应。可见蜈蚣毒性很小。恰如张锡纯所说："其性原无大毒。"关于用法问题，我们从来都是以全蜈蚣入药，不去头足，不炒不炙，以大者、生者为佳。张锡纯先生亦云："愚凡

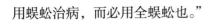

用蜈蚣治病，而必用全蜈蚣也。"

病案举例

例 1：安某，男，73 岁。

1980 年 5 月 13 日初诊：头摇手颤，不能持物，已然半载，日趋加重。静时稍轻，努力克制时，颤抖反更加剧。曾自服平肝息风之剂未效。诊时因颤抖而不能持脉，其子两手用力按住方可诊脉。

两脉皆弦硬，苔薄腻。

证属肝阳上亢，夹痰化风。

处方：

蜈蚣 40 条	全蝎 9g	生黄芪 60g	僵蚕 12g
当归 15g	赤芍 12g	乳香 9g	怀牛膝 15g
陈皮 8g	半夏 9g	茯苓 12g	菖蒲 7g
胆星 8g	郁金 7g		

连服 7 剂，风息颤止，原有之高血压亦平，随访 3 年未再发。

例 2：任某，男，52 岁。

1976 年 10 月 7 日初诊：患高血压 10 余年。头昏脑涨，烦躁易怒，口苦耳鸣，心悸腿软，面色紫红。血压 180 ～ 210/100 ～ 120mmHg。

脉弦数有力，舌暗红苔少。

证属肝阳化风。

处方：

蜈蚣 40 条	全蝎 9g	僵蚕 12g	生黄芪 15g
乳香 8g	怀牛膝 15g	龙胆草 9g	牡丹皮 12g
赤芍 12g	白芍 15g	生石决明 30g	女贞子 15g
旱莲草 15g			

3 剂后，蜈蚣增至 60 条。再 4 剂，症除，血压 140/86mmHg。后予六味地黄丸连服 3 个月，以巩固疗效。至 1979 年底，血压一直正常。

例 3：王某，女，34 岁。

因进修考试落第，郁闷成疾。步履蹒跚，踉跄如醉，欲左反右，欲前反后，常撞墙碰人。手抖不能持物，进食时不能入口，常把饭菜送至目、颊，生活难以自理。曾 3 次到北京某医院检查，认为共济失调，但原因不明。服药颇多，始终无效，反日渐深沉，焦急异常。1977 年 6 月 12 日求治于余。

脉弦细。

证属肝阳化风，肝血不足。

处方：

蜈蚣 10 条	全蝎 9g	生黄芪 30g	僵蚕 9g
川芎 6g	当归 12g	白芍 12g	甘草 6g

10 剂后症稍减。将蜈蚣增至 20 条，共服 40 余剂，复如常人。后用逍遥丸调理月余，巩固疗效。至今生活、工作正常。

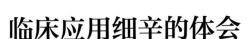

临床应用细辛的体会

细辛为马兜铃科植物，以全草入药，其气味辛温，芳香走窜，外散风寒，内化寒饮，上疏头风，下通肾气，临床应用屡获卓效。兹仅就一隅之得，简述于下。

一、散寒通经疗寒痹

金某，男，40岁，朝鲜族，工人。

1966年10月初诊：患者双膝及踝关节冷痛难忍，恙已五载，屡治未效。

脉沉紧。舌正常，苔薄白。

证属寒痹。

治以温经散寒，活血止痛。

处方：

| 附子10g | 细辛9g | 鸡血藤15g | 炙川乌8g |
| 姜黄10g | 独活10g | 牛膝10g | |

连服月余，疼痛大减。继于原方加当归12g、川续断15g、黄芪10g，养肝肾，补气血。历3个月而瘥。

按： 寒痹5年，屡治未效，前方多为乌头、附子、羌活、独活之类。余予前方稍事变通，重用细辛而效。盖细辛辛温走窜，善疏通关节，搜剔经络筋骨间风寒湿邪，且有较强的止痛作用。对沉寒痼冷之顽痹，非细辛不能建此殊功。细辛重用，疗效方著。余常用至9g未见不适。若囿于细辛不过钱之戒，杯水车薪，恐难祛此沉寒痼冷。

二、除风祛寒治头痛

张某，女，38岁。

1966年7月初诊：患者3年前产褥期，不慎感受风寒而致后头痛，每遇风寒则头痛剧作，故平时常用头巾裹头，以防风寒。体格健壮。

舌苔薄白，脉沉弦。

证属风寒头痛，治以搜风散寒止痛。

处方：

川芎6g	荆芥穗6g	白芷6g	羌活10g
甘草6g	细辛6g	防风10g	薄荷5g

3剂而愈。

按：患者头痛三载，以往曾服羌活、防风、川芎、白芷等散风之品而未效。究其原委，于法固无不妥，然药物配伍尚未尽善。盖风寒久客，痹阻脉络。细辛具有升浮之性，其搜剔经络风寒之力，非其他风药可比。后头又属足太阳膀胱所过，膀胱与肾相表里。细辛入肾经，善启肾阳而散寒，外达足太阳膀胱，直至颠之上，可治头面部诸风百疾。故于前服之方中，增细辛一味而效彰。诚如《本草衍义》所云："治头面风痛，不可缺此。"

三、温肺化饮止咳喘

霍某，男，56岁，职工。

哮喘十余年，每于冬季咳喘加剧，刻下发热恶寒，咳嗽喘息，不得平卧，咳吐大量泡沫样痰，质稀色白，夜间尤甚，背部有掌大一片发凉，大便干燥，5日未解。听诊：双肺满布哮鸣音。曾用抗生素、氨茶碱、肾上腺素等药无效。

舌正常，苔白厚。脉紧有力。

证属外感风寒，内有痰饮。治宜温肺化饮兼以通下降气，以小青龙汤加味。

处方：

麻黄6g	细辛5g	五味子10g	半夏10g

| 大黄 6g | 桂枝 10g | 白芍 10g | 干姜 5g |

1 剂，水煎服，另芒硝 6g 两次冲服。

翌日复诊，大便已解。寒热亦退，咳喘减轻。上方去大黄、芒硝，连服十余剂，咳喘渐平。遵缓则治其本之旨，改用补肾纳气法治疗。

按：宿饮留伏窦隧，阻遏阳气，故而背寒如掌大，此等痼疾，非细辛不足以宣通阳气，故临床亦当重用。细辛配麻黄宣肺散寒，配干姜蠲其寒饮，配五味子，一开一阖，一散一收，使散中有敛，相得益彰。个人体会，小青龙汤重用细辛，对内有寒饮的咳喘，不论有无风寒表证，皆可用之。

四、温肾散寒定寒疝

王某，男，38 岁，干部。

1978 年夏，冒雨涉水回家后，又用自来水冲洗腿脚，旋即感腹部发凉，隐痛，继而少腹疼痛加剧难忍，两侧睾丸向上抽痛，敷以热水袋，围以厚被而不解，急请诊治。

脉弦有力。舌正常，苔薄白。

证属寒邪直犯少阴厥阴。治拟温肝肾散寒邪。

处方：

| 细辛 4g | 吴茱萸 7g | 附子 7g | 麻黄 6g |

1 剂而愈。

按：肾开窍于二阴，肝经环阴器，抵小腹，故寒犯肝肾二经则少腹及睾丸疼痛。细辛温通，专走少阴而扶阳。《本草求真》说细辛"味辛而厚，气温而烈，为足少阴肾经主药"。麻黄本为发散在表之寒邪，然配以细辛，可领麻黄达于肾，散肾经里陷之寒邪，吴茱萸散厥阴之寒，附子温里扶阳，补散兼施，散寒而不伤阳，此乃麻黄细辛汤变通之用。由散表寒，一变而为散少阴、厥阴直中之寒，竟一剂而瘳。

根据细辛此功效，余常用于男子寒疝、睾丸结核及女子附件炎、盆腔炎等证，均有卓效。即使属热者，也可应用。以其引药入肾经，多配伍金银花、蒲公英等清热解毒药，效果满意。

五、通窍蠲寒医鼻渊

何某，女，20 岁，工人。

经常鼻塞不通，不闻香臭，时流清涕，已数载。

脉弦。舌正常，苔薄白。

此属鼻渊，缘于风寒所客。治以散风寒，通利鼻窍。

用苍耳子散加辛夷治疗。

处方：

苍耳子 10g　　　　细辛 6g　　　　　白芷 6g　　　　　薄荷 6g

辛夷 10g

6 剂而愈。

按：《医学心悟》云：若鼻中常出浊涕，源源不断者，名曰鼻渊。此脑中受寒，久而不散，以致浊涕常流。脑属肾，寒客脑中，必以善散肾经寒邪之细辛佐之，启肾阳而直上于颠，通关窍，散阴浊，乃治鼻渊之要药。有热者，以石膏、栀子佐之，疗效甚著。

讨论：细辛辛窜之性甚烈，能通行十二经脉，搜风剔寒，入肾经，启肾阳，散肾经之寒，沉寒痼冷闭伏者，非此不能开散。细辛临床广为应用，疗效确切。然细辛是否有毒？用量多大为宜？尚须讨论。《本草纲目》说细辛"辛温无毒"，又"若单用末不可过钱，多则气闷塞不通者死"。南方有细辛不过五分、北方有细辛不过钱的说法。细辛含有大量挥发油，实验表明，大量使用可使动物呼吸肌麻痹而死亡。临床也有因牙痛服三钱细辛（约有 15g）即发生中毒的报道，说明细辛确有毒性。

有些临床文献中，也有用量破格的记载，如有细辛用量 15 ～ 80g 而无毒性反应的报道。这是经过临床反复实践而来的。《本草纲目》明确指出："单用末不可过钱。"言外之意，入煎剂量是可以大些的。因此个人管见，入煎剂以 3 ～ 6g 为宜。确属沉寒痼冷者，以不超过 15g 为妥，久煎可减少或消除细辛的毒性反应，为了用药安全，大量使用时可久煎。

山萸肉在内科急症中的应用观察

——兼析张锡纯应用山萸肉的经验

张锡纯先生是民国年间的名医，所撰《医学衷中参西录》，尊经而不泥古，勇于探索实践，善于接受新事物，在学术上有很多独到之处。其中在《医学衷中参西录·卷三·山萸肉》篇下，对山萸肉功能的论述颇有见地。对病情危重的脱证，善用山萸肉敛元气以救脱。并附有医案 18 则。笔者认为学习这些论述及医案，对如何应用山萸肉一药抢救内科急症颇有启示。

山萸肉酸平无毒，擅敛元气以救脱，历代医籍亦有记载。《名医别录》谓其："强阴益精，安五脏，通九窍。"《雷公炮炙论》曰："壮元气，秘精。"《中药大辞典》记载："补肝肾，涩精气，固虚脱。"锡纯先生深得其旨，言其"大能收敛元气，振作精神，固涩滑脱"。

在所附 18 例医案中，除腿痛、腹痛、咳血及盗汗等 7 例外，其余 11 例，其症状的描述或简或详，程度不同地具有遍身冷汗、四肢逆冷、心中怔忡摇摇不支、喘逆气息不续、言语错乱或呼之不应、身躯后挺不露目睛、脉象无根或若有若无等真气欲脱的危重证候，这与西医学中休克的临床表现非常相似。

从 11 例医案的发病情况及临床表现分析，大致可以分为低血容量性休克及心源性休克两类，如医案 3："骤然眩晕不起，周身颤动，头上汗出，言语错乱，心怔忡不能支，其脉上盛下虚。"大致符合心源性休克的临床表现。

医案 6："一妊妇得霍乱证，吐泻一昼夜，病稍退，胎忽滑下，觉神气顿散，心摇摇似不能支持……脉若有若无，气息奄奄，呼之不应。"由于剧烈吐泻又加流产，体液大量丧失，使有效血循环量不足而导致休克，故大致符合低血容量性休克的临床表现。

所附 11 例脱证医案中，有 4 例单纯以山萸肉进行救治，其余 7 例亦以山萸肉为主，加山药、台参、龙骨、牡蛎、熟地黄等固本救脱，其疗效显著而迅速。由此可见，山萸肉的收敛元气、固涩滑脱之功，不仅具有抗休克的功能，而且对恢复呼吸及心脏的功能、改善中枢神经系统的症状，都有满意的疗效。

尤其应该指出的是，山萸肉的这些作用，具有可重复性，是经得起临床实践检验的。笔者于临床实践中，遵锡纯先生用药之旨，对真气外越的脱证，常重用山萸肉浓煎频服，取得满意效果。除中西医结合抢救的病例应用山萸肉者外，仅就其中两例单独使用山萸肉救治而获成功者，简要介绍如下：

例 1：尹某，女，67 岁。

1977 年 5 月 12 日患心肌梗死合并心源性休克，心电图提示后侧壁广泛心肌梗死。经西医积极抢救两日，症状无改善，血压仍在 20～40/0～20mmHg。因静脉给药困难，两侧大隐静脉剖开，皆为血栓堵塞，仅间断肌注中枢兴奋剂，以待时日，家属因无望遂请中医会诊。

据病者喘促气难接续，端坐呼吸，张口抬肩，大汗淋漓，头发如洗，面赤如妆而浮艳无根，阳脉大而尺欲绝，舌光绛而干缩，故诊为阴竭于下阳越于上，急用山萸肉 45g，浓煎频服。连续 2 日，共用山萸肉 120g，阳脉见敛，尺脉略复，喘促大减，血压升至 90～110/50～70mmHg。

至第 5 日，两关脉转弦劲而数，胸脘痛闷，改用瓜蒌薤白加丹参、赤芍以化瘀宣痹。至第 8 日拍片，心包积液并胸腔积液，两寸脉弦，属饮邪上犯心肺，上方加葶苈子 10g、大枣 7 枚，3 剂症消。继以养阴佐以化瘀之品，调理月余，病情平稳，出院时心电图示 Ⅱ、Ⅲ 及 $V_{5\sim6}$ 导联遗留小 Q 波。

例 2：匡某，女，84 岁。

1981 年 3 月 5 日初诊：心房纤颤、心源性休克合并脑栓塞。临床表现为喘喝欲脱，面赤如妆，喘愈重则面色愈娇艳，独头动摇，汗出如珠，背部自觉灼热如焚，心中摇摇不支，烦躁欲死，辗转颠倒终日不眠，方合目即惊醒，左侧肢体不能活动，两侧瞳孔缩小，脉参伍不调，尺微而关弦劲，舌质绛而苔少，血压 50/30mmHg。

此为阴竭阳越而风动，予山萸肉 60g，浓煎频服，当夜较安静，次日喘已减，面红见敛，脉亦稍缓，脉律已整，血压升至 80/50mmHg。于 8 日夜间两点扶坐吃药时，突然两目上吊，牙关紧闭，口唇青紫，四肢厥冷，冷汗淋漓，脉转沉微。此阴阳俱衰，虚风内动，改山萸肉 30g、人参 15g、龙骨 18g、牡蛎 18g，以固摄滑脱。因惜人参，上方煎服两日，参渣亦嚼食，诸症渐平，精神好转，但肢体仍不遂，后随症调理两月，肢体终未恢复。

上述两例，均属心源性休克。因心主神明又主血脉，心虚不能推动血脉运行，致血脉不充，脏腑失去阴血濡养而生厥脱，正如《素问·灵兰秘典》所说："主不明，则十二官危，使道闭塞而不通，形乃大伤。"此二例从中医脱证的类型来分，均属于阴竭于下而虚阳浮越于上的阴脱证。

《素问·阴阳应象大论》说："阴在内，阳之守也；阳在外，阴之使也。"阴竭于内，不能敛阳，则阳气浮越于上，表现为面红如妆，喘促大汗，心摇摇不支，脉阳旺而阴弱，治疗应滋养阴血，敛其浮阳。山萸肉既能滋养肝肾之阴，尤善敛其浮阳，用于阴竭阳越者正相宜。对于气脱、阳脱及阴阳俱脱者，因山萸肉回阳益气作用较差，尚须配伍参附之类药物较妥。

实践证明，山萸肉在内科危急病证的抢救中，有着确切的疗效及广泛的用途，将为中医学救治危重病证增添一个有效的手段。至于山萸肉抗休克的机制，尚待进一步研究。

随余无言老师学习一得

我师余无言，以擅长外科而著名。在校期间，我表妹右手第一掌骨患骨髓炎，一年前曾开刀引流，而后愈合。近三个月来，右手大鱼际处漫肿、疼痛，皮色未变。右手拇指功能障碍，活动受限。经西医多方治疗无效。我带她请余老师诊治。

余老师看完病后对我说："此证为疽。脓肿深伏，因气血不足，无力托毒邪外出，故长年不愈。治疗应扶正祛邪，移深居浅，使毒邪由里达外，肉亦由内向外生长，使肉长平，方能彻底治愈。此脓肿居深，而口闭合，如同闭门留寇，后患无穷。如你遇此证，切记要扶正祛邪，移深居浅，以八珍汤化裁即可。"老师当即开了八珍汤加升麻、忍冬藤、穿山甲等。并告我："5 剂药后脓便排出。"5 剂药后，果然大鱼际处有一破口流脓，痛减。又进 5 剂而愈，右拇指功能逐渐恢复正常，多年未再复发。真是其效如神，余至今记忆犹新。

老师谆谆指教，铭记心中。余在临床每遇此类病证，都遵老师指教，均见卓效。附病例如下：

例 1：廖某，男，33 岁。初诊日期：1967 年 3 月 25 日。

病史：中腿膝下外侧（相当阳陵泉穴位处）经常破溃流脓，时好时坏，反复发作三年余。近日来局部又开始漫肿、疼痛，走路疼痛加重，局部皮色未变，无热感。

检查：面色苍白，形体消瘦，舌淡苔薄白，脉沉无力。局部无红热现象，而漫肿无头。按之周围较硬，中心较软，有要破溃之征。

诊断：体虚正气不足，余邪未尽，脓肿深伏而成疽。正不胜邪，故经久不愈，反复发作。

平脉辨证相濡医论（第二版）

治则：扶正祛邪，托脓外出。

方药：以八珍汤加减。

处方：

当归 12g	黄芪 15g	赤芍 10g	白芍 10g
金银花 15g	连翘 12g	党参 10g	白术 10g
生甘草 6g	升麻 3g	皂角刺 7g	穿山甲 10g

5 剂。

3 月 29 日复诊：服药 3 剂后即破溃，流脓清稀，痛减，舌淡苔白，脉沉无力。上方去山甲、皂角刺继服。外用生肌散。连续用药月余而痊愈，随访未再复发。

例 2：**李某，男，30 岁。**

因患骨结核，在大庆职工医院外科住院治疗。大夫决定做病灶清除手术，患者拒绝治疗而出院。于 1963 年 8 月 7 日来中医科门诊。

病史：左臂患骨结核年余，经常疼痛、酸沉，抬举困难。近三个月来，左肩关节固定疼痛，局部漫肿，皮色未变，无破溃流脓。

检查：全身情况一般，左侧肩部肌肉萎缩，肩关节外展 60°，肩胛骨固定时活动肩关节，肩内有摩擦音，伴有轻度疼痛。左肱骨中部前内侧上有 6cm 切口疤痕。局部漫肿，皮色未变，按之根硬，重按方痛。舌淡苔薄白，脉沉细无力。1963 年 5 月 15 日摄片检查，报告："左肩关节骨质边缘极度模糊，关节盂及肱骨头、肱骨上 1/3 骨髓腔内均见广泛性的虫蚀样密度减低区。无腐骨形成，无骨膜反应。"诊断意见为左侧肩关节结核。于 1963 年 3 月 19 日照片对照，病灶范围已向肩胛及肱骨方向蔓延。6 月 25 日化验室检查：血沉 25mm/h。

中医诊断：气血不足，余邪未尽，气血凝滞，深伏化脓而成疽。

治则：补益气血，活血散瘀，消肿排脓。

方药：八珍汤加减。

处方：

当归 15g	赤芍 10g	白芍 10g	生地黄 10g

| 黄芪 15g | 金银花 15g | 党参 12g | 白术 10g |
| 甘草 10g | 穿山甲 6g | 皂角刺 3g | 升麻 3g |

2剂。

另防风通圣丸2袋，每晚1袋。

8月15日二诊：服中药2剂后，左肩肿处出头，仍疼痛。自昨日破溃，流少量脓，脓稀薄。自感左肩阴凉。舌淡，苔薄白，脉沉涩。上方加桂枝6g继服。外用如意金黄散醋调敷患处。

10月9日三诊：一直服用上方，疮口已闭合，但左臂仍不能上举，时觉筋胴肉惕，并有木痒感觉。舌淡苔薄白，脉缓无力。治疗仍用上方，加豹骨6g（无虎骨，以豹骨代之）另煎兑服。

10月22日四诊：疮口新肉已长平结痂。但左肩关节活动仍受限。脉沉无力，舌正常苔白。

处方：

当归 12g	黄芪 15g	生地黄 10g	党参 12g
山药 10g	鸡血藤 15g	炒白术 10g	陈皮 10g
桂枝 10g			

11月5日五诊：疮痂已脱落。左臂用力上抬痛减，平抬臂已能平肩。其他尚好，仍服上方。直到1964年12月21日复查：左肩关节活动自如，无疼痛感觉。一直参加劳动。

摄X光片报告结果：与1963年5月15日片对比，左肱骨头骨质清晰，边缘圆锐，其他骨质性破坏区已不能清楚看出。其他未见异常改变。意见：左肱骨头结核已呈愈合征象。

1964年12月22日化验室检查：血沉1mm/h。

经随访多年，未再复发。已告痊愈。

按：人身所有者，气与血耳。一旦气血失调，便产生疾病，痈疽也不例外。痈疽的产生，是病邪侵袭机体后，使气血运行不畅，气血滞留凝聚，则生痈肿，日久不散，则血肉腐败而成脓。

痈与疽虽都是由气血凝滞所生，但二者是有区别的。痈属阳性，局部具有红肿热痛，是易脓、易溃、易敛的急性疮疡。疽为阴性，分有头疽与无头疽两种。有头疽发于肌肉，初起即有粟粒状脓头，以后腐烂，形如蜂窠。无头疽发于筋骨之间，初起无头，漫肿色白，根脚散漫，酸多痛少。疽是难消、难溃、难敛的疮疡。

深部脓肿及骨髓炎、骨结核的脓肿，均属无头疽。无头疽毒邪多深伏，正气虚怠，排脓无力。治疗不宜用寒凉之品，寒凉可使毒邪郁遏于内，更不利于托毒外出。因此治疗原则是补益气血，使其移深居浅，毒邪达外。方以八珍汤为基础，加赤芍、穿山甲、皂角刺之类，双补气血，活血散瘀，消肿散结，以利托毒排脓。

骨髓炎、骨结核与肾有关。肾主骨，肾足则骨健。故在治疗骨髓炎与骨结核中，多加骨碎补、川续断、鹿角片、狗脊、虎骨、豹骨等补肾强筋骨药，以利被破坏的骨质再生，使功能障碍恢复正常。骨髓炎、骨结核严重的多有功能障碍，甚者有畸形。余多在该病愈后，予壮筋骨、通经活络之品进行调理，对功能恢复确有效果。

论 肺 痿

肺痿，首见于《金匮要略》一书。但肺痿究属何病，表现如何？仲景语焉不详，致后世莫衷一是，众说纷纭。《中医内科学》第3版统编教材云："肺痿，指肺叶痿弱不用，临床以咳吐浊唾涎沫为主症。"

肺叶痿弱不用，言其病机，而医生临床所能见者，仅咳吐浊唾涎沫一症。但是，临床是否见有咳吐浊唾涎沫一症即可诊断为肺痿呢？显然不能，因为除肺痿有此症以外，五苓散证亦有吐涎沫；吴茱萸汤证亦有吐涎沫；水在肺亦有吐涎沫。以吐涎沫为主症者非止一端，显然不能一概以肺痿而论。

如何理解肺痿病呢？必须从仲景所述原文进行分析，关于肺痿的病因病机，仲景曰："或从汗出，或从呕吐，或从消渴，小便利数，或从便难，又被快药下利，重亡津液，故得之。"由于重亡津液，耗伤肺阴，阴伤则虚热内生，这就是仲景所说的："热在上焦者，因咳为肺痿。"这个上焦之热，是因重亡津液所致，必然是一种虚热。虚热内生则进而伤气，使肺气耗散。于是阴亏、虚热、气耗这三者就构成了肺痿的病理基础。

肺为水之上源，肺气为热所伤，则津液不能四布，既不能洒陈于六腑，又不能淫精于皮毛，肺脏本身也得不到津液的滋润，则进而加剧了肺的阴虚、虚热、气耗，形成了恶性循环，导致五脏六腑的一系列病变。根据肺痿的这一病理变化，不难推断肺痿的症状当有口干舌燥、痰中带血、骨蒸盗汗、气短喘促、语声低怯、皮毛干枯消瘦、失精亡血等。

经上述分析，似乎可以认为肺痿就是肺脏以阴虚内热为主要病理改变的一种病症了。难怪日本人丹波元简在《金匮玉函要略辑义》一书中说："肺痿非此别一病，即是后世所谓劳嗽耳。"《妇人大全良方》亦说："劳嗽寒热盗汗，唾中有红线，名曰肺痿。"持此论者颇有人在，似乎肺痿就是劳嗽，已为世所公认。可是仲景为什么不将肺痿列入虚劳篇中，而别列一篇曰肺痿呢？二者显然有所区别。

二者有何区别呢？关键就在于一个痿字。用肺痿一词来命名此病，深刻地反映了此病的症结所在。痿者萎也，犹草木之枯萎而不荣。痿字有两种含义，一是指肺的功能低下，有痿弱、馁弱的意思；另一种是指肺脏本身的器质病变，有肺叶萎缩的意思。从肺痿病来看，这两种含义都有，所以仲景称之为肺痿。

当然劳嗽与肺痿，都可以存在程度不同的器质与功能的病变，但肺痿的病理改变，必然较劳嗽更为严重，也可以说肺痿是在劳嗽的基础上进一步发展恶化而形成的。那么，恶化到什么程度就不再称为劳嗽而改称为肺痿呢？从临床角度来看，标准有二：一是口中反有浊唾涎沫；一是息张口短气。

口中反有浊唾涎沫的"反"字，是反常之意，本不该有的而有了谓之反。因为劳嗽是以阴虚为主的病证，往往是干咳少痰，或痰中带血，不应有大量浊唾涎沫且唾之不已。而肺痿病，既然是从劳嗽发展而来，当然也必然具有劳嗽的一系列症状，如骨蒸盗汗、痰中带血、干枯消瘦等。但仲景没有泛泛地描述这些症状，而唯独提出了反有浊唾涎沫这一特征性的症状，这个反字，正是针对劳嗽提出来的。

毋庸置疑，吐涎沫这一症状，也就成了劳嗽与肺痿的重要鉴别标准之一了。至于其他骨蒸盗汗等不具有特异性的症状，则意在言外，无须赘述了。当然，就《金匮要略》原文来看，肺痿是与肺痈相提并论，相互比较而言的，似乎反字是针对肺痈而言，但是肺痈亦有"时出浊唾"一症。既然二者都有出浊唾的表现，也就无所谓反与常了，所以我认为这个反字不是针对肺痈，而是针对劳嗽提出来的，至于肺痿与肺痈的鉴别，主要依据脉之数实与数虚以及有无吐脓血等症。

肺痿为什么会出现口中反有浊唾涎沫这一特异症状呢？这是由于肺痿是在劳嗽的基础上，病情进一步恶化，使肺的功能由低下进一步发展至萎弱不用的情况时，才出现吐涎沫这一症状。因为肺主津液，肺叶既已萎弱不用，则饮食游溢之精气，不能输布于诸经，反聚之而为浊唾涎沫。正如《临证指南医案·肺痿》所说："肺热干痿，则清肃之令不行，水精四布失度……变为涎沫，侵肺作咳，唾之不已，故干者自干，唾者自唾，愈唾愈干，痿病成矣。"

肺痿与劳嗽相鉴别的另一标准，就是仲景在《金匮要略》首篇第 5 条中所说的"息张口短气者，肺痿，吐沫"。一般情况下，劳嗽虽然也可以出现呼吸困难、短气，但其程度没有肺痿严重，待劳嗽发展成肺痿时，其呼吸更加困难，不得不借助于张口抬肩来进行呼吸时，就可以认为劳嗽已经转化成肺痿了。

然而就脉象而言，肺痿与劳嗽都可以出现虚数的脉，二者不足以鉴别，只是对肺痈的脉实数有鉴别意义。不言而喻，反吐浊唾涎沫，息张口短气及脉虚数这三个症状，必然同时出现，因为是在同一病理基础上产生的。

劳嗽转成肺痿之后，治疗应着重养阴清热，益气生津，所以《肘后备急方》提出以麦门冬汤治疗肺痿，后世医家多从之。

除重亡津液致肺痿者外，仲景又提出肺中冷致肺痿，其症状表现为："吐涎沫而不咳者，其人不渴，必遗尿，小便数……必眩多涎唾。"肺中冷，制节无权，则上虚不能制下，故遗尿小便数；阳虚浊阴上干而头眩。这种肺痿，必然有阳气虚衰的其他症状，如自汗、畏寒、肢冷等。其来源可由于形寒饮冷或误治伤肺，也可以由虚热肺痿进而损伤阳气，阴病及阳转化而来。只要肺痿出现阳气衰微的表现，即应予甘草干姜汤辛甘化阳以温肺复气。

但是，肺痿以阴虚者多，而阳虚者少，或可把阳虚之肺痿看成是肺痿的一种变证。综上所述，我们可以得出如下几点结论：①肺痿不同于劳嗽，肺痿是在劳嗽的基础上进一步恶化而形成的；②肺痿病既有肺气萎弱不用的功能性改变，又有肺叶萎缩的器质性改变；③肺痿与劳嗽的鉴别之点就在于有无吐浊唾涎沫及息张口抬肩；④肺痿除吐浊唾涎沫、息张口短气、脉虚数等症以外，尚应有骨蒸盗汗、五心烦热、痰中带血、干枯消瘦或声哑喉痹等症；⑤肺痿除因重亡津液形成的虚热型之外，尚有因形寒饮冷伤肺及阴病及阳所造成的虚寒型肺痿，此属肺痿的一种变证；⑥虚热型肺痿当以养阴清热益气之剂为主，如麦门冬汤，虚寒型肺痿，当以温肺益气之剂为主，如甘草干姜汤。

"内闭外脱"辨析

　　二十多年前，笔者讲授 1979 年版《温病学》时，见载有"内闭外脱"一证，方用参附龙牡汤送服安宫牛黄丸，取安宫牛黄丸以开闭，参附龙牡汤以救脱。1985 年新版《温病学》，于风温、暑温章中，更专列"内闭外脱"条目论述之。余不敏，但也从事中医急症临床多年，所历何止百千，此等病证未尝一见，且闭脱并见亦与医理不合，故疑之。然恐浅陋谬辨，未敢成文。疑窦已二十余载，鲠于胸臆。每读书辄留意于此，诸家所论皆与教材有别，益疑教材乃望文生训、杜撰。事关性命，不容不辨。

　　闭与脱，原为阐明神昏病机有虚实之别。闭乃邪气闭郁于内，出入废，神机化灭而神昏；脱乃正气衰败，脱越于外，神无所倚而神昏，二者连读，有"内闭外脱"之称。

　　"内闭外脱"含义有三：一是或然之意，即或为内闭，或为外脱，非指一证既内闭又外脱；二是指邪气闭郁于内，正气不得外达而外脱，此乃真实假虚，或曰真闭假脱；三是正气衰败而成脱，神无所倚而神昏，此属虚衰之证，这种神昏，亦可称为闭，即机窍闭。但此闭，已非指邪实的病机，而是指正气衰败，神明失守的一种症状表现。若望文生训，把"内闭外脱"作为病证同时存在的两个病机，则是错误的。

　　闭脱乃病已至垂危阶段，非闭即脱，不得兼而有之。闭乃邪实之证。实证，必邪气亢盛，正气亦相对较强，正邪剧争，方能出现实证。脱证，乃正气衰败，真气不能固藏而脱越于外。正气已然衰败，无力与邪抗争，纵然有邪，亦不能表现出实证，也不可能外脱而里不脱。在里之正气已脱，孰与邪抗争而呈现大实的闭证？所以脱与闭不能并存。

　　当然，虚实可以并见，补泻常可兼施。但虚实相兼者，毕竟正气未至脱败，尚有余力与邪抗争，故可虚实并见。若正气已然脱败，毫无与邪抗争之力，不可能出现实闭的表现，也就无闭脱相兼之理。虚实相兼与闭脱，是疾病不同阶段、不同实质的改变，不能混谈。

再者，参附汤合安宫牛黄丸，亦与理不合。安宫牛黄丸属凉开之剂，治疗热闭心包者，热邪亢极之时，清之犹恐不及，焉可再用参附壮阳，岂不火上浇油？参附汤乃益气回阳救脱之剂，真气已然脱败，急固尚难挽回，怎敢再合以开破清心之品，岂不雪上加霜？

或曰：安宫牛黄丸加参附汤，乃寒热并用之剂。固然，寒热错杂证颇广，寒热并用之方亦甚多，但毕竟寒热错杂与闭脱，是疾病的不同阶段、不同实质的病变。已然垂绝，非闭即脱，当此病情危笃，千钧一发之际，应药专力宏，自不同于一般补泻兼施、寒热并用之剂。至于寒剂佐以热，热剂佐以寒，伏其所主，先其所因，以防格拒，属于用药的反佐法，与寒热并用燮理阴阳不同。

临床实践中是否真有闭脱并见者？《温病学》典型病案中，未列此等医案，1979 年版《中医内科学·昏迷》中列举蒲辅周一病案，录之于下：

朱某，男性，29 岁。住某医院已 6 日，诊断为乙脑。曾连服大剂辛凉苦寒及犀羚牛黄至宝之品，高烧不退，四肢微厥，神识如蒙，时清时昏，目能动，口不能言，胸腹濡满，下利稀溏，随矢气流出，量不多，尿不利，头汗出，漱水不欲咽，口唇燥，板齿干，舌质淡红，苔白，脉象尺寸弱，关弦缓。脉证虚实互见，邪陷中焦之象，与邪入心包不同，引用吴氏《温病条辨》，上焦未清，里虚内陷，主以人参泻心，去枳实易半夏辛通苦泻法。

人参三钱　干姜两钱　黄连一钱五分　黄芩一钱五分　法半夏三钱
白芍四钱

服后，尿多利止，腹满减，全身汗出，热退。但此时邪热虽去，元气大伤，而见筋惕肉瞤，脉微欲绝，有阳脱之危，急以生脉加附子、龙骨、牡蛎回阳固阴。

台参一两　寸冬五钱　五味子二钱　熟川附子二钱　生龙骨八钱　生

牡蛎六钱。

浓煎徐服，不拘时，渐能安眠。肢厥渐回，战栗渐止，神识略清，汗出减，舌齿转润，阴回阳生，脉搏徐复。后以养阴益胃，兼清余热，用三才汤加枣仁、阿胶、石斛数剂，一切正常，停药观察，唯以饮食消息之，阅数日痊愈出院。

《中医内科学》编者按云："本例属闭脱互见的昏迷。"

确实，实践中找出一例参附汤送服安宫丸的内闭外脱病例不易，讲义权把蒲老的这则医案充作内闭外脱的实例，勉为其难。可是案中明言"邪陷中焦之象，与邪入心包不同"，且所述症状，乃一派暑湿内陷之象。前医多予凉开而不愈者，以其寒遏而湿不化，故用辛开苦降法。辛开则阳气宣通，苦降则浊阴得泄，清升浊降，三焦气畅，何患之有。此案与内闭外脱何涉！此案难以作为《温病学》所云"内闭外脱"支撑的实例。

下面，不妨再看看一些温病名家的医案，进一步说明上述观点。

《洄溪医案·暑》：芦墟连耕石暑湿坏证，脉微欲绝，遗尿谵语，寻衣摸床，此阳越之证，将大汗出而脱。急以参附加童便，饮之少苏而未识人也。越三日未请，亟往果生矣。医者谓前药已效，仍用前方，药成未饮。余至曰，阳已回，火复燃，阴欲竭矣，附子入咽即危，命以西瓜啖之。病者大喜，连日啖数枚，更饮以清暑开胃而愈。

按：本为暑热证，因邪热亢盛而正气不支，转为亡阳。已然亡阳，暑热之邪尽消乎？未必尽消。纵然有邪，但因正气已衰，无力与邪抗争，也不可能表现出实闭证来。所以闭脱不能相兼，也不会出现参附汤送服安宫丸的那种治法。案中急以参附汤加童便回阳救脱，童便虽咸寒，仅为反佐之用，自不同于寒热错杂者。待阳回，正气有能力再度与邪相争，又可出现阳热实证，此时再用附子，则"入咽即危"，当转而清暑。当然，再度出现阳热亢盛实证时，毕竟经过亡阳的阶段，邪势亦挫，不会再像亡阳以前那样邪热亢盛。

《临证指南医案·疟·汪案》：邪弥漫，神昏喘急，谵妄惊搐，皆邪无出路，内闭则外脱。处方：

细叶菖蒲根汁两钱　草果仁五分　茯苓皮三钱　紫厚朴一钱　绵茵陈三钱　辰砂益元散五钱　连翘心一钱半　金银花三钱　另用牛黄丸一服。

《临证指南医案·痉厥·杨案》：暑由上受，先入肺络，日期渐多，气分热邪送传入营，遂逼心包络中，神昏欲躁，舌暗缩，手足牵引，乃暑热深陷，谓之发痉，热闭在里，肢体反不发热，热邪内闭则外脱，岂非至急。考古人方法，清络热必兼芳香，开里窍以清神识。若重药攻邪，直走肠胃，与包络结闭无干涉也。

犀角　元参　鲜生地　连翘　鲜菖蒲　银花　至宝丹四丸

按："内闭则外脱"一个则字，明确指明内闭与外脱的因果关系。由于邪气闭结于内，神明失守，正气不得畅达于外而外脱，绝非正气衰败之脱。方用清心化浊开窍，何须参附回阳救脱。

关于内闭外脱的机理，《临证指南医案·脱》华岫云按语说得极为明确："痧胀干霍乱，痞胀痉厥，脏腑窒塞之类，是内闭外脱也。"由于邪气闭结于内，气机窒塞，正气不得畅达于外，致成外脱。这种外脱，绝非正气衰败，亦无须参附回阳，待里之闭结开，气机畅达，外脱自消。

《王孟英医案·附录》："邪闭则正气无以自容而外脱者，阳从上脱，则汗多而气夺，阴从下脱，则泻多而液亡，所谓内闭外脱也。欲其不脱，必开其内闭，如紫雪、绛雪、行军散，皆开闭透伏之良方也。"又云："昧者不知邪闭血凝，热深厥亦深之理，见其肢冷脉伏，即以为寒，又疑为脱，既不敢刺，更投热药，使邪无宣泄，愈闭愈冷，虽七窍流血而死亦不悔悟。"

按：王氏说得很清楚，由于内闭才导致外脱，虽肢冷脉伏，亦非寒、非脱，乃热深厥深，愈闭愈冷。欲救其"脱"，必开其闭结，断非参附所宜。

《吴鞠通医案·冬温·某案》：初二日，冬温谵语神昏，皆误表之故，邪在心包，宜急急速开膻中，不然则内闭外脱矣。先与广东牛黄丸二三丸，以开膻中，继以大承气汤攻阳明之实。

生大黄八钱　元参八钱　老厚朴二钱　元明粉三钱　丹皮五钱　小枳

实四钱

煮三盅，先服一盅，得便即止，不便再服。

按：本案之内闭外脱，是大承气合牛黄丸，而不是参附汤合牛黄丸。《温病学》非望文生训者何？

《清代名医医案精华·薛生白医案》：暑者，热中之阴邪也，心先受之，侵入胞络，怠惰不语，神昏肢冷，为不治。今脉迟软，渐有是机，四末渐冷，竟有内闭外脱之虞。急用通阳救逆之法，仿上大顺散之意，未识何为。

桂枝　半夏　焦白芍　炙甘草

按：迟软为阴脉，神昏肢冷乃阴证，知此神昏乃正气衰败所致。桂枝、甘草辛甘化阳，芍药、甘草酸甘化阴，佐半夏交通阴阳。此闭也，非邪实闭阻心包，而是正衰神明失守的一种症状表现。

综上所述，诸温病大家所言之内闭外脱，或指邪闭心包，正气不得外达而外脱；或正衰神明失守而内闭，《温病学》称闭脱相兼，竟用参附龙牡汤合用安宫牛黄丸，不仅与理不合，亦乏事实依据，乃望文敷义。闭脱乃性命攸关之际，焉能以杜撰之文堂而皇之地羼入大学教科书中，故辩之。

几个西医病中医治疗体会

我在临床中有个体会，要想取得满意的临床效果，必须严格遵循中医辨证理论。而且在辨证中，要特别重视"脉"诊。我认为在辨证中，"脉诊"起很重要的作用。比如一个头痛症状，没有其他兼症，就得依脉辨证。所以说"脉"诊在辨证中起绝对的诊断意义。西医诊断出的一些疾病，也一定要在中医辨证的基础上进行治疗，不能对号入座。否则便会取消中医的精华，取消中医的灵魂，导致废医存药的老路。

一、心源性休克

休克属于中医闭、脱的范畴。有热邪闭郁而成，有真气外越而致。而心源性休克一般都属于真气脱越的脱证。笔者治疗此证，一般用山萸肉 40 ～ 60g，浓煎频服。山萸肉，《雷公炮炙论》云："壮元气，秘精。"《名医别录》曰："强阴益精，安五脏，通九窍。"《中药大辞典》谓："补肝肾，涩精气，固虚脱。"张锡纯对山萸肉阐述得更清楚一些。他说："山萸肉大能收敛元气，振作精神，固涩滑脱。"

山萸肉何以能治疗脱证？张锡纯又说："凡元气之脱，皆脱在肝，元气本在其位，因肝疏泄太过，真气不能内藏，而浮越于外，于是形成脱证。"

综上所述，山萸肉补肝肾，壮元气，味酸能敛，能收敛肝之疏泄，使肝之疏泄归于正常，元气能复安于其位，脱证于是得以治疗。

张锡纯不但提出如上理论，而且在临床实践中大量应用。他在《医学衷中参西录·山萸肉药解》之下，共附了 18 个病例。除腿痛、腹痛、咳血及盗汗等 7 例外，其余 11 例都属于真气外越脱证例。这 11 个病的症状大致相同。表现通身冷汗，四肢逆冷，心中怔忡摇摇不支，喘逆气息不续，言语错乱，或呼之不应，神志明显改变，甚至出现身躯后挺，不露目睛等抽风症状，脉象无根，或若有若无。这些表现属于真气外越脱证范畴，而心源性休克的表现和这些症状基本符合。所以我根据张锡纯的这一理论，救治心源性休克常用山萸肉浓煎频服，取得理想疗效。除中西医结合抢救病例外，仅就其中两例单独使用山萸肉救治成功者，简要介绍如下。

例1：严某，女，67岁。

1977年5月12日患心肌梗死合并心源性休克。心电图提示后侧壁广泛心肌梗死。当时血压40～20/20～0mmHg，听起来非常模糊。当时病情非常危重。开始是西医抢救，应用多巴胺、激素、能量合剂、抗感染等治疗。但因血压过低，血管充盈差，而且有栓子，输液困难而停止治疗，家属在无望的情况下，邀余诊治。

现状：端坐呼吸，大汗淋漓，头发如洗，面赤如妆而浮艳无根，脉呈关格（阳脉大，尺脉欲绝），舌光绛而干缩。此症乃阴竭于下，阳越于上。急用山萸肉45g浓煎频服。下午开始服，到晚上血压开始上升。连用两日，共用山萸肉120g。血压升到90～110/50～70mmHg。两日后，病情稳定，面色收敛，喘大减，可平卧，阳脉收敛，尺脉略复。

至第5日，又出现呼吸困难，胸闷痛，脉两关弦劲。随改用瓜蒌薤白桂枝汤合血府逐瘀汤以活血宣痹。至第8日拍片，心包积液并胸腔积液（可能由于休克后，血管通透性增强，液体渗出而形成）。后又改用养阴佐以活血之品，调理月余，病情稳定。出院时心电图提示：Ⅱ、Ⅲ及V_5、V_6导联遗留小Q波。

例2：匡某，女，84岁。1981年3月5日初诊。

脉参差不齐，强弱不等。心电图提示心房纤颤，血压50/30mmHg，有半身不遂，两侧瞳孔缩小。诊为心房纤颤，心源性休克合并脑栓塞。另外见症：喘欲脱，不能平卧，面赤如妆。喘愈重见面色愈娇艳，独头动摇，汗出如珠，背部自觉灼热如焚，心中摇摇不支，烦躁欲死，脉呈关格，关弦劲而尺微，舌质绛而苔少。

平脉辨证相濡医论（第二版）

此为肝肾阴虚，阴竭阳越而动风。予山萸肉 60g，浓煎频服。当日晚上已觉安静，次日喘减，面红见敛，脉已稍缓而律已整，血压升至 80/50mmHg。于 8 日夜间两点扶坐吃药，突然双目上吊，身躯后挺，牙关紧闭，口唇青紫，四肢厥冷，冷汗淋漓，脉转沉弱。此阴阳俱衰，虚风内动。用山萸肉 30g、人参 15g、龙骨 18g、牡蛎 18g，连用 2 剂，诸症渐平，精神好转，已能食。以后用养阴益气药两个多月，半身不遂终未完全恢复。

上述两例均为心源性休克。因心主神明又主血脉，心虚不能推动血脉运行，致血脉不充，脏腑失去阴血滋养而厥脱。正如《素问·灵兰秘典论》所说："主不明则十二官危。"使道闭塞而不通。从中医脱证的类型来分，均属阴竭于下、阳越于上的阴脱证。《素问·阴阳应象大论》说："阴在内，阳之守也；阳在外，阴之使也。"阴竭阳越表现为面红如妆，喘促大汗，心摇摇不支，脉阳旺而阴弱。治疗宜滋养阴血，敛其浮阳。山萸肉既能滋养肝肾之阴，尤善敛其浮阳，用于阴竭阳越者，正相宜。但对于气脱、阳脱及阴阳俱脱者，因山萸肉回阳益气作用较差，尚须配伍参附之类药物较妥。

据上述理论和本人经验，我们搞过山萸肉抗大耳兔失血性休克实验研究。从第一次实验结果可见，静脉推注山萸肉注射液，有迅速而明显升高血压的作用；第二次实验结果表明，山萸肉注射液抗休克作用，不是通过周围血管收缩使外周阻力增高来实现，而是与提高心肌张力、增加心搏血量有直接关系。值得注意的是，当给山萸肉后心肌张力增强时，心率并未增快；相反，较给药前略有降低，呈正性肌力作用，负性频率作用；而且山萸肉对失血性休克状态下兔机体状况有明显的改善。

二、慢性肝炎

肝炎超过半年以上不愈，则进入慢性期。因慢性肝炎多有肝郁的表现，所以一般多用疏肝理气、清肝、泄肝、柔肝；还结合应用一些西医药理研究证实抗病毒的板蓝根、虎杖、白花蛇舌草和降转氨酶的五味子

（40g～60g）。这些治法能取得一定的治疗效果，但仍有一部分患者久治不愈。我认为这里有一个重要法则需要提出来，就是温肝阳、补肝气。

"肾无泄法，肝无补法"虽有一定道理，但不是绝对的。我们平常补肝阴、肝血，临床常用；但补肝阳、益肝气的法则应用得比较少，这就造成了临床上的一些弊端。为何补肝阳、益肝气？因为肝秉春升少阳之气，阳气始萌而未盛。关于肝的论述，在《内经》中有很多。《素问·气交变大论》曰："东方生风，风生木，其德敷和，其化生荣，其政舒启。"肝能升发、能条达，主要有两方面因素：一是肝阴血的濡养；二是阳气的温煦。肝木若失阳气温煦，则郁而不达，郁而不达则失其舒启敷和之性。肝用不足，肝不能疏泄，造成全身气机升降乖戾。所以，益肝气、复肝阳是治疗慢性肝炎的重要法则。

叶天士曰："治肝之法，无非治用治体。"余治肝气虚、肝阳不足而表现为肝用不足者，掌握如下指征：①症见头晕倦怠，精神不振，四肢酸困，胁肋胀痛，脘腹胀满，食欲不振，劳则加剧；②面色白，或晦滞，或萎黄；③舌胖淡有齿痕，或淡暗，或淡红，即使不淡也不能红绛干敛，苔白滑、白腻、或腻而浮黄（此黄须浮无根，此种舌苔不能以热看，仍要温煦升发）；④脉弦、或弦数、或弦滑、或弦缓、或弦大、或弦细等沉取无力者；尤以左关沉取无力皆作虚论。

假如没有明显寒象，就是肝气虚；若出现恶寒肢冷的寒象，这就是肝阳虚；若浮取不见，沉取方得，见沉无力，或沉细无力等，则未必定虚。其或湿阻，或因气滞，或因血瘀等，当结合其他表现以定虚实。上述见症，皆肝失温煦，清阳不升，疏泄不及所致。当以温煦升发少阳之法治之。临证之时，上述症状不必悉俱。只要脉沉取无力，尤以左关沉取无力，舌质较淡，又兼有头晕、无力，脘满胁胀等二三症，即可用之。

此种肝郁，若用寒凉，则伐其始生之阳；若用开破，则耗其生生之气；若用阴柔，则扼其升发之性，皆非所宜。临床因忽略其禀少阳春升之气而违其敷和之性，致久治不愈者，并不罕见。

温肝阳、益肝气是治疗慢性肝炎的重要法则，重要药物就是附子，用

平脉辨证相濡医论（第二版）

216

量 10g～30g。重用附子的原因有四：①附子为辛热之品，壮命门之火，强心阳，通行十二经，走而不守。肝胆少阳之气，得心肾阳气之助，则能敷和舒启，升发条达，故用附子温养肝阳。②辛者可散、可行，从风木之性，"肝欲散，急食辛以散之，以辛补之"。附子味辛，使肝能散，复其疏泄条达之气，则为补的作用。③肝阳不足，清阳不升，浊阴不降，反干于清阳之位。以附子之热，以散其阴浊寒凝。"离照当空，阴霾自散。"阳气充盛，阳气升发，浊阴自降，升降之序得复。④补火生土。命门之火壮，脾胃能转输、能升发，肝之清阳亦能升发，故附子为一味重要药物。若寒象已显自可放胆使用。若寒象不著时，可佐以栀子。

方剂配伍：附子、黄芪补肝阳、益肝气；茯苓、白术健脾；当归养血滋肝；淫羊藿、巴戟天填精益髓壮肾阳，为温助少阳之佳品；柴胡、生麦芽能升发少阳之气；有热，佐龙胆草；有湿浊，伍苍术、陈皮、半夏、蔻仁、藿香；血瘀，加桃仁、红花、赤芍，随症化裁。

案 1：石某，石市拖拉机配件厂工人。

患肝炎，胁痛、腹胀、不欲食、疲倦等，久治不愈。基本上用上方，黄芪、附子各 15 克，服 6 剂，上述症状基本消失。

案 2：赵某，男。28 岁，华北油田工人。

患肝炎一年半，久治不愈。症状头昏无力，食欲不振，腹胀满，午后较甚，口苦黏腻，口渴咽干（湿邪阻遏，清阳不升，津不升布），右胁肋胀痛，劳则剧，忧郁寡欢，面色萎黄。肝肋下 2.5cm，脾肋下 2.0cm；GPT850 单位（正常值 100 以下），TTT（+++），ZnTT（++），HBsAg 阳性。

脉弦滑沉取软弱，苔厚中心黄，浮润而黄（此不作热看）。

属肝阳不足，清阳不升，脾郁湿困。

仍用上方，以苍术易白术，加苏梗、升麻，12 剂后，头晕、腹胀、胁痛均减。复查肝 GPT300 单位、TTT（+），ZnTT（+）。原方加减，35 剂后，症状基本消失，唯劳累后右胁肋尚觉胀痛。肝功两次复查正常，HBsAg 阴性，肝肋下 1.0cm，脾肋下 0.5cm。予逍遥丸调理两个月，恢复正常工作。

用上方治疗过一些病例，效果还是很不错的。前些时，有个山西患者，一次开了14剂药。第二诊表面抗原由1∶64降至1∶32。表面抗原、澳抗阳性，有的认为终身阳性。用上方亦能转阴。益肝气、补肝阳是治疗慢性肝炎的重要治疗法则。

三、再生障碍性贫血

再生障碍性贫血，临床上常见。这种病主要有三关，出血、贫血、感染。重度贫血表现：面色苍白，唇甲色淡，舌质也淡，心慌，气短，头昏乏力，经常有出血，感染后会引起高热，这类患者除高热外，一般都表现为虚象。所以过去我治疗这种病，都用益气养血，补肝益肾，有的加点人参，甚至加点鹿茸，但没有一例见好。后来主要用清瘟败毒饮（犀角一般不用）。为何用清瘟败毒饮？因为这种患者有出血、皮肤瘀斑、出血点、脉洪大躁数。脉洪大躁数属阳。既然属阳，这种出血便是因热所致。鉴于以前的教训，一改过去温补的办法而用清热凉血活血之法。叶天士说：热入血分，直须凉血散血。以上我从脉诊来考虑。这种患者血红蛋白很低，淡舌本来属于虚证，这里有个舍舌诊从脉诊的问题。个人体会"脉无假而舌有假"，故从脉不从舌。

古人所云舍证从脉，舍脉从证，有人认为脉亦有假，但我认为脉没有假，只是存在对脉如何解释、如何认识的问题，比如阳证可以出现迟，这种脉就不能当寒证来对待；而是由于阳热郁闭，气血凝滞，因而出现迟脉，所以，阳明病脉迟，还可以用大承气汤来治，大承气汤是治热结，决不是治寒的。如《温病条辨·中焦篇》中还可以出现脉厥，也用大承气汤来治，脉沉细，脉涩，脉迟，甚至脉厥，这些都是阴脉。若邪热郁闭过甚，反而出现这些阴脉，这种脉不是阴证，这种脉不能谓之舍，而是如何认识的问题，虚证也可以出现阳脉，阴虚的阳气浮越，气虚不能固其位而浮越于外，这时出现洪大浮数，这些阳脉都是真气虚的表现，这些阳脉，不能谓之舍，而是如何解释、如何认识的问题。而舌可以出现假舌。脉诊的意义大，舌诊是第二位。我用清瘟败毒饮清热凉血活血治疗再生障碍性贫血，主要根据脉诊用药。

案1：赵某，机电学院学生，1989年12月初诊。

在此以前，已经病了几年，在廊坊住院，治疗无效，经实习学生介绍来诊。实验室检查：血红蛋白3g/dL左右，红细胞$1×10^{12}$/L，白细胞$（1～2）×10^9$/L，血小板$20×10^9$/L。经常出血，每周均需输血以维持生命，脉洪大而数，属阳证，用清瘟败毒饮加白茅根、槐花、紫草之类药物。石膏用40g～60g，栀子、知母、黄芩用原方量。服至1990年3月19日，血红蛋白11.3g/dL，红细胞$2.9×10^{12}$/L，白细胞$6.4×10^9$/L，血小板$5.3×10^9$/L，继续用上方。1990年7月28日后检查。血红蛋白12.1g/dL。白细胞$47×10^{12}$/L，血小板$130×10^9$/L。脉也逐渐缓和。此后曾加入党参、黄芪、山萸肉、当归等补气血药，服3个月，血象不但没有改变，而且略有下降，效果不好。1990年11月去补药，仍改服前方。到今年3月15日，血红蛋白13.5g/dL，白细胞$5.5×10^9$/L，中性粒细胞50%，淋巴细胞50%，血小板$100×10^9$/L。服中药半年后，全部症状完全消失，已复校学习。

案2：刘某，女，铁路工人，1990年3月初诊。

患再生障碍性贫血，出诊时刚输完900mL血。实验室检查：血红蛋白5.5g/dL，白细胞$3.7×10^9$/L，红细胞$1.1×10^{12}$/L，血小板$2.4×10^9$/L。不输血血红蛋白才3g/dL上下。十几天左右就得输一次血。脉洪大而数，苔黄而厚腻，故用清瘟败毒饮合清热化湿的甘露消毒丹，服至10月8日，查血红蛋白7g/dL，白细胞$4.8×10^9$/L，血小板$50×10^9$/L，继续服药，1991年4月24检查，血红蛋白13g/dL，白细胞$5×10^9$/L，网织红细胞7.4%，血小板$150×10^9$/L，脱离输血已近一年，再生障碍性贫血引起的症状完全消失，脉已和平。

我查阅过很多资料，对这种病大半多用补，我以前也用补法，效果不好，我的体会是用清热凉血活血，效果比较理想。

本方可用于血小板减少性紫癜，急性期效果比较好，半个月左右出血停止，皮肤出血点消失，血小板很快由$50×10^9$/L左右上升到$130×10^9$/L以上，本方对因热引起者效果比较好。

四、共济失调、震颤麻痹、高血压

这三种病的病因，西医来讲，没有共性。中医若论，就有了共性。诸风掉眩，皆属于肝，高血压之头晕、目眩属于风证；共济失调，走路蹒跚，属掉；震颤麻痹属风之表现，三者皆属于肝风证。对于这三种病，我突出用蜈蚣来治，治实风用蜈蚣20～60条。量小则效微或无效；虚风量不宜大，二三条足矣。

蜈蚣息风，本草中早有记载，《本草纲目》谓其能治小儿惊痫，抽风，脐风。《本草备要》云：辛温有毒，入厥阴肝经，善走能散，治脐风，撮口，惊痫。《医学衷中参西录》曰蜈蚣味微辛，性微温，走窜之最速，内而脏腑外而经络，凡气血凝聚之处皆能开之，其性尤善搜风，内治肝风萌动，癫痫，眩晕抽搐，小儿脐风；外治经络中风，口眼㖞斜，手足麻木。

本人认为主要用于肝风，久病入络而唯有蜈蚣搜风剔络。实证较好，虚证要加补益药。

基本方：蜈蚣一般用40条，生黄芪30～120g，僵蚕、全蝎各10g，乳香9g，赤芍9g。

蜈蚣配黄芪，益气托药上达颠顶；且黄芪主大风，量小能升，量大能降，而息大风，配僵蚕、全蝎则息风之力更雄；配赤芍、乳香开破气血之凝聚，助蜈蚣行窜搜风。有谓乳香能软化血管，可随症加减。如肝热者，加龙胆草、栀子、牡丹皮；血虚者，加当归、川芎、白芍、熟地黄；阴虚者，加白芍、生地黄、女贞子、旱莲草；夹痰者，加陈皮、半夏、胆南星、菖蒲；脉弦劲者，加牛膝、石决明、牡蛎；脉沉细而弦急者，加白芍、山茱萸、龟甲、鳖甲以柔肝平肝。

关于蜈蚣的毒性问题，我临床常用，甚至用至60条，亦从未见有毒性反应。1973年我曾以蜈蚣10条为粉，一次吞服，除有草腥味外，别无不适，头脑反觉清醒，1975年，曾试用以蜈蚣为主的静脉注射治疗癌症，因条件所限，先以身试药，以1:5蜈蚣液静点，连续3日，分别为30、60、100mL，无任何毒性反应，可见蜈蚣毒性很小，恰如张锡纯所说，其性原无大毒。

关于用法问题，我们从来都以全蜈蚣入药，以大者、生者为佳。锡纯先生亦云：愚凡用蜈蚣治病，而必用全蜈蚣也。

本方是俞伯龄所制，他原是北大文学教授，日本侵占北京后，就辞职闭门读医书，人称俞疯子，因用蜈蚣几百条以上而得名，我母患高血压，请俞伯龄之弟俞冠五诊治，基本用原方，4剂药即愈，血压一直正常。

病案举例

案1：王某，女，34岁，司药。

因进修考试落第，郁闷成疾，步履蹒跚，踉跄如醉，欲左反右，欲前反后，常撞墙碰人。手抖动不能持物，进食时不能入口，常把饭菜送入耳、目、颊，生活难以自理。曾3次到北京某医院检查，认为是共济失调，但原因不明，服药很多，始终无效，反日渐沉重，焦急异常，1977年求治于余。

其脉弦细。

证属肝血不足，肝阳化风。

处方：

蜈蚣10条	全蝎9g	黄芪30g	僵蚕9g
川芎6g	当归12g	白芍12g	甘草6g

10剂后症稍减，后将蜈蚣增至20条，共服40余剂，后用逍遥丸调理月余，巩固疗效，至今生活工作正常。

案2：安某，男，73岁，1980年5月13日初诊。

手摇手颤，不能持物，已有半截，日趋加重，静时稍轻，努力克制，颤抖反而加剧，曾自服平肝息风之剂未效，因颤抖而不能持脉，其子两手用力按压方可诊脉。

两脉皆弦硬，苔薄腻。

证属肝阳上亢，夹痰化风。

处方：

蜈蚣40条	全蝎9g	生黄芪60g	僵蚕12g

当归 15g	赤芍 12g	乳香 9g	怀牛膝 15g
陈皮 8g	半夏 9g	茯苓 12g	菖蒲 7g
胆星 8g	郁金 7g		

连服 7 剂，风息颤止，原有高血压亦平，随访 3 年未复发。

案 3：任某，男，52 岁，1976 年 10 月 7 日初诊。

患高血压已 10 年，头昏脑涨，烦躁易怒，口苦耳鸣，心悸腿软，面色紫红，血压 180～210/100～120mmHg。

脉弦数有力。舌暗红，苔少。

证属肝阳化风。

处方：

蜈蚣 40 条	全蝎 9g	僵蚕 12g	生黄芪 15g
乳香 8g	怀牛膝 15g	胆星草 9g	牡丹皮 12g
白芍 15g	生石决明 30g	女贞子 15g	旱莲草 15g

3 剂后蜈蚣增至 60 条，再服 4 剂，症除，血压 140/86mmHg。后予六味地黄丸，连服 3 个月，以巩固疗效。至 1979 年底，血压一直正常。

高血压，肝风内动，脉弦。蜈蚣一般用 40～60 条，服 6～8 剂，血压可降至正常。

功能性子宫出血

中医治疗功能性子宫出血方法很多，比如有些报道用归脾汤、胶艾四物汤，疗效确实不错，临床也普遍应用，对于这种病一般有一个法则：止血，澄源，复旧。初用止血以塞其流；中用清热凉血以澄其源；末用补血以复其归，形成治疗大出血证的三原则。

我讲的是活血化瘀的澄源方法，大出血时，理应止血，反而活血化瘀，这在患者家属也有心理负担，在医生来讲也害怕万一治坏。但本法张仲景的《金匮要略》中就有记载，《医林改错》也有少腹逐瘀汤治崩漏的记载。

血瘀型"宫血"的临床诊断要点就是少腹疼痛，疼痛的程度愈重，瘀血的指征愈具备，用活血化瘀的方法愈放心。中医讲通则不痛，不通则痛，由于血瘀阻塞，血不循经，因而造成出血，这时假如我们用止血的办法只能加重其瘀滞，或者止不住，或者取效于一时，以后仍然大出血，这不是解决问题的办法，必须断然用活血化瘀之法，只要瘀血得行，得化，血能循经运行，出血自然得止。活血化瘀不但没有危险，反倒能达到止血的目的。

活血化瘀法用少腹逐瘀汤，可随症加减。如寒象重者，可再加温药；气虚者，可再加益气药，如对证，1～2剂血即止。

从理论上我们知道，因瘀血能形成大出血，但临床实践总是战战兢兢，第一例是我刚毕业在大庆油田治的一例患者，患者40多岁，出血很厉害，两侧棉裤都浸湿了，突出的症状是少腹疼痛，一阵拧痛，一阵出血，我当即给了少腹逐瘀汤，吃了1剂，第二天则血止，后来治过很多这类病例。

少腹自觉寒凉，未必真有寒，瘀血阻塞，气机不能畅达，阳气不能温煦，因而出现少腹自觉寒凉，这种寒凉是瘀闭造成，并非真有寒。

假如少腹绵绵作痛，多因虚所致，本法不能用。

麻疹治疗的体会

在大学京西矿区实习期间，我有幸跟随儿科专家孙华土老师学习，亲聆教诲，传授了关于麻疹治疗的经验。毕业后分配到大庆油田，又接触了大量麻疹患儿，依照孙老师的心传进行治疗，取得满意疗效。本文为毕业后的第一篇习作，并经孙老师亲自审阅删改，收载于1964年安达市学术资料汇编中。此次原文照录，以保持孙老师修改后的原貌。

一、诊断

麻疹欲出之时，必见面赤发热，中指冷，耳尻凉，多嚏咳嗽，目胞浮肿，眼泪汪汪等症。并可见内疹，即费克斑，此斑于元朝滑元寿《麻疹全书》中即有详细记载。

发热3～6天后即可见疹。先见耳后发际及额头，3日后满布全身。疹出透的标准是手足心见疹，不拘多少。疹出3天后，自颈部开始隐退。疹退后，留有黑色疹迹，并脱皮屑。

二、顺逆

1. 以春夏发之为顺，秋冬发之为逆。一遇风寒，势必难出且多变证。

2. 疹为阳证，当见阳脉，右手一指脉洪大为顺，若见细软无力，则为阴脉，当速救元气，以托疹毒外出。若执麻疹为阳毒，概用清凉则危矣。

3. 麻疹出后，形贵尖耸，色贵红活。红紫黯燥者重，是毒热炽盛，当清解之，并佐以化瘀之品。若隐于皮下而不显者，为疹难透发，或为风寒外束，或为食滞气机，或为热郁于内。若疹稀且色淡，为正气不充，当扶正托疹。

4.咽喉肿疼不食者重，疹冒风早没者重，热攻大肠变痢者重。

5.黑黯干枯，一出即没者不治；鼻扇口张，目光无神者不治；面色青黯，喘且无神者不治；鼻青粪黑者不治。

三、透疹

麻疹来出之时，宜宣透为先，使腠理开疏，则疹毒易出。但何时表疹为宜？景岳云："凡疹六日而出，一定之规也，若医人无识，用药太早，耗散元气，及至出时，变害多矣。必待见疹，方徐徐升表。"余以为凡见疹欲出之征，但用透发无碍。因疹未出时，与外感相似，均属表证。治法大同小异，或发或补，潜消其毒，疹方宜透出，故非必待六日始用药。

透疹之法，有辛凉与辛温之别，当依时令和症状而异。一般春初天凉，风寒较重者，宜偏辛温，如葛根解肌汤、宣毒发表汤等。若盛暑炎热之时，证偏温热者，宜主以辛凉，如银翘散之类。此其常法，用亦最多。若兼喘、泻等毒热太盛者，又当随症而变，不可拘泥。下面仅就本人临证所见，分条述之。

1.疹出不透而喘促者：疹出不透，毒热内攻于肺，肺为热迫，不得肃降，反上逆而为喘咳。若用寒凉清其肺热，必碍疹之外透；若纯用升散透疹，又恐肺逆喘咳更甚，二者必须兼顾，又以透疹为先，因肺主皮毛，表解肺热可透达而解。

例：张建英，女，8个月。

疹出不透，高热而喘神昏，呼之不应。

脉数疾。

处方：

前胡 3g	桔梗 4g	葛根 4g	连翘 6g
金银花 6g	薄荷 4g	荆芥 3g	防风 2g
牛蒡子 3g	木通 2g	竹叶 3g	羚羊角 1g

1剂疹未出齐，再剂疹透热退，继予清气化毒而愈。

2.疹出不透泄泻者：出疹兼下利者甚多，若仅大便溏薄尚无碍。若下利稀水，日十余次者，则正气戕伤，不能托疹外出，反致毒气内陷，疹必不透，胸腹之疹点最稀且淡，隐约不清。故透疹之时，务要止泻，用加味平胃散。亦有出疹腹痛者，以手按腹则哭闹甚或气梗，皆为腹痛之征，予加味平胃散均效。

例：**李生魁**，男，11个月。

发热39℃，4日方见疹点，仅面部可见，肢体皆无，气促，腹泻稀水，日近20次。

脉数。

处方：

厚朴 3g	陈皮 3g	苍术 3g	甘草 3g
茯苓 6g	泽泻 6g	枳壳 2g	葛根 4.5g
防风 3g	升麻 2g	山楂 6g	麦芽 6g

次日疹已透出，大便日二次，黄色黏有沫，体温37.4℃，喘气粗，予清气化毒之剂，3日愈。

3. 毒热壅结于内，疹出不透者：症见烦热而渴，疹色黯紫，舌红绛而脉沉躁数，当泄其热毒，畅达气机，佐以透疹。

例：**李振义**，男，1岁。

盛夏出疹，发热6日，颈项耳后疹密而紫黯，身躯疹少，烦热喜饮，下痢赤白。

脉数大，舌红苔黄腻。

予三黄汤加减。

处方：

黄连 4.5g	黄芩 6g	黄柏 3g	山楂 6g
枳壳 4.5g	槟榔 4.5g	僵蚕 6g	蝉蜕 3g
防风 3g			

1剂疹即出透，痢减热降。

亦有大便闭结而疹不出者，可微通其便。里气通则表气和，疹易透出，但不可大下。

平脉辨证相濡医论（第二版）

4. 正虚而疹难透者： 患儿体弱正气不足，面色白，疹出不透，形如蚁蛇迹，隐约不清，疹色淡而不鲜，以人参败毒散主之，加川芎、当归。若非体虚者不可用，防助阳热，喘闷而亡。

例：吴彦兰，女，14 个月。

疹前曾下利十余日，利止后又出疹。热势不高，疹稀疏且淡，神情委顿。

脉弱。

予人参败毒散加当归，连用 2 剂，疹方出透，色亦红润。

5. 疹出不畅而抽搐者： 疹未透而抽搐，乃疹之毒热内蕴，引动肝风。症见目睛上吊，四肢抽搐，不可骤用安宫、至宝之类，防其过凉，有碍疹毒外透，可用银翘散加羚羊，既可平肝息风，又可疏透疹毒。

例：林加花，女，1 岁 2 个月。高热 4 日，仅额部及口轮见疹，喘粗气急，至晚抽搐 4 次。

防风 4.5g	荆芥 3g	薄荷 4.5g	连翘 6g
金银花 6g	桔梗 4.5g	牛蒡子 3g	竹叶 4.5g
芦根 9g	羚羊角 1.2g		

琥珀抱龙丸 1 粒冲服，并配合针刺，次日抽止疹透齐。

6. 麻疹合并隐疹： 隐疹虽与麻疹不同，一为疹毒外发，一为血热受风，但治疗皆辛散透发为务，并行不悖。

例：马健英，女，5 岁。

3 日来发热，身起隐疹，痒甚，搔之即起，旋即又没。头部可散见少量麻疹疹点，大便稀水，日十余次，内疹已见。

予消风散合平胃散。

处方：

薄荷 3g	防风 3g	荆芥 3g	川芎 3g
蝉蜕 3g	厚朴 4.5g	苍术 3g	茯苓 6g
陈皮 3g	前胡 4.5g	桔梗 4.5g	连翘 6g
紫草 6g			

次日隐疹退，麻疹未齐，头多身少，下利未止。继予加味平胃散加桃仁、红花各 3g，麻疹始出齐。

7. 阳虚不能托疹：正虚不能托疹外透，此种多见于肥胖小儿。高热达 41℃以上，面色白，舌淡、肢冷，脉可数至 200 次 / 分以上，但按之无力。余初不识此证，用表疹常法，7 例皆亡。后读《中医杂志》的一篇报道，始知此为阳虚之体，当予温补回阳以托疹。余仿效之，11 例皆活。

例：赵高楼，男，17 个月。

发热 3 日，高达 41.7℃，体胖面白，舌淡苔滑，脉疾无力，喘促肢冷，烦躁哭闹不得稍安。

予参附汤加味，以回阳益气托疹。

处方：

炮附子 6g   人参 6g   鹿茸 4.5g   当归 6g

浓煎频服，2 剂服尽，面色由青白渐红，肢冷亦除，疹一日余即布满全身，热亦降。

四、疹没太早

疹出当 3 日后渐退，若感受风寒，疹没太速，当仍用升散之剂透发之，体虚者用人参败毒散。外用胡荽热酒搓身躯四肢，但不宜搓头。亦可用麻黄、荆芥、防风、甘草各 9g，煎水搓前后心及四肢。随搓随出，出后又没，没后再搓，几经反复，至疹不再隐退方止。

亦有未感风寒而疹出不足 3 日没者，若无下利、喘咳、高热等症，亦无大碍，不必以为疹没太早即是毒气内攻，妄投药饵，徒伤正气。临证曾见 3 例，疹出不足 1 日即没，余因疹没过早而表之，疹终未再出，竟安然无恙，故知疹没未必定须 3 日。

若疹没太早，毒气内攻，喘急面色青黯者，宜急予荆防败毒散透之，若疹不复出则难救治。

例：罗某，男，1 岁半。

发热 4 日未见出疹，内疹已见，喘促脉数，体温 39℃，予宣毒发表汤加赤芍 6g，2 剂疹透。疹透当夜因开窗感受风寒，麻疹突没，气喘更甚，面色青黯如铁，急予荆防败毒散再透之。

荆芥 6g	防风 6g	薄荷 6g	连翘 9g
金银花 9g	大青叶 4.5g	人中白 4g	桔梗 6g
牛蒡子 6g	黄芩 3g	犀角 3g	

服后终因疹不出而亡。

五、疹后诸证

1. 疹已透而热不退者：疹无热不出，但疹出后，热即应随之而减。有因热毒太盛，或因出疹之时，过食发物，以致疹出过多，密而成片，热仍不减。此非实热，概因疹后损伤阴血，虽热亦不可以实热治之，当养阴血以退热。

例：**李某，男，11 个月**。

疹出已 5 日仍未退，高热 39.3℃。疹前吃海参等发物，以致疹出太过，疹形成斑成片，予柴胡四物汤。

处方：

银柴胡 3g	当归 3g	白芍 6g	生地黄 9g
川芎 2g	地骨皮 6g	玄参 6g	

次日，体温 37.6℃。再进 1 剂，体温正常，疹退尽。

2. 疹没后而发热：疹系血络中病，最易耗伤阴血，每致疹后虚热不退，治之不可过于苦寒，恐苦寒伤阴，当养阴清热，主以《医宗金鉴》柴胡清热饮治之。若有喘利者，此方不宜用，当治其喘利，喘利止，热亦可清。

例：**刘某，女，1 岁**。

疹没后，发热逾旬，至夜加重，无神嗜睡，脉细数，舌红苔少，用柴胡清热饮。

银柴胡 3g	黄芩 4.5g	白芍 7g	生地黄 9g
麦冬 6g	地骨皮 6g	知母 3g	枳壳 3g

焦三仙 3g

服药 2 剂热退，停药 1 日，复热至 38℃，又连服 3 剂始平。

3. 腹泻：疹已出透而下利者当清之，虽疹未全退亦勿惧。因疹透毒已外发，虽凉勿虑。每见疹后下利臭秽，便黏色褐，脉数实者，投以加味三黄汤，其效颇佳。

例：杜某，男，1.3 岁。

疹出稠密，手足心已见，发热至 39.2℃，下利臭黏，日十余次，口渴，溲赤，脉数，予黄连解毒汤加味。

处方：

黄连 6g	黄柏 3g	黄芩 4.5g	栀子 3g
牡丹皮 3g	生地黄 9g	金银花 6g	连翘 6g
甘草 3g			

1 剂泻止热退。

若下利日久，脉症无火，肢体清凉，神气疲倦，下利味腥者，属虚寒证。脾虚不能运化水谷，则水湿并入大肠而为泄利。虽病在脾，多有下传于肾者。景岳云："若邪在中上焦，则止于呕吐，若连及下焦，则并为泻也。故连及下焦者，宜调脾肾。"脾主运化，肾为胃关，故临床常脾肾同治，用四君子汤加四神丸。若再不效者，则加诃子、肉豆蔻固涩之。若手足厥逆，气息微冷者，急用附子理中汤，或干清任之急救回阳汤，合则阳亡脉绝，死不可治。切不可执疹后之疾，皆热毒未清，虽见肢冷脉厥，仍谓热深厥亦深，仍予清解，死不旋踵。

例：**李福军，男，2.5 岁。**

麻疹已退，下利十余日，日趋加重，水泻无度。后渐肛门不收，视之如洞，粪水外淌，难分便次。便色青绿，味极腥，手足厥冷，闭目不睁。寸口脉已无，趺阳脉时隐时现。症已极危，李家抱头而哭。急予附子理中汤，以回其阳。

炮姜 3g	炮附子 4.5g	人参 6g	肉蔻 4.5g
炙甘草 6g			

3 小时服一次，至午后趺阳脉出，手足转温，但有粉红色血水从肛门流出。此阳虚不能摄血，仍当用回阳之剂。仍宗前方，加阿胶 6g。次日，精神好转，已能睁眼。再依前方，加茯苓 6g、生黄芪 6g，3 剂而愈。

下利日久，诊趺阳脉尤为重要，可断生死。趺阳脉绝，死不治；久病趺阳脉大为病进，危笃；久病趺阳脉忽大者，正气脱越于外，皆死。沉细如丝、或时有时无、参伍不调者，皆危。

4.疹后痢： 出疹兼下痢赤白者，为夹疹痢。此乃毒热夹滞壅于大肠而成痢下。治之较难，疹已透而下痢者，为疹后痢，较夹疹痢易治，投清热导滞汤可效。

例：石桂琴，女， 18 个月。

疹后喘满下痢，日 20 余次，便滞有沫，努责脓少，肛门红赤。体温 38.9℃，脉数。予清热导滞汤加前胡 6g、桔梗 4.5g。3 日后，日下痢三四次，便呈稀水有沫，此由滞下转利，为向愈之征，更方如下：

黄芩 4.5g	黄连 3g	滑石 9g	茯苓 6g
桔梗 4.5g	前胡 6g	连翘 6g	

2 剂喘利皆平。

疹后下痢，属热者多，但虚寒者亦间而有之。如：孟华，女，11 个月。疹退 5 日，下痢有脓，日十余次，努责脱肛，面白舌淡指纹紫，趺阳脉缓无力。古人虽有纹紫为热之明训，但据我临床观察，指纹常与病机不符，难以为据。予真人养脏汤，历十余日方愈。

5.疹后喘： 疹后毒热未清，归之于肺，即喘而鼻扇，予清气化毒汤，效果良好。余予原方中加芦根、羚羊角，更增清肺平喘之功。

疹后之喘，多用清法，但亦有土不生金者，多因禀赋不足；或吐泻既久，脾胃伤损。宜培土生金，不可拘于热毒未清，一味清之。

若喘利不愈，忽而腹胀如鼓者，为脾败，难以救治。可用红灵丹纳鼻中，以别生死，有嚏则生，无嚏则死。

若暴喘两肋凹者，属马脾风，皆热所致，主以五虎汤。临床曾见三例，均死亡。一例曾加葶苈子，一度好转，后又恶化，喘闷而亡。

6. 疹后呛水：疹毒上攻，毒热壅于会厌，咽门必肿痛，水不能下，饮之水溢气道，故气喷出而呛作矣。宜用加味柑橘汤，以宣肺开痹。若出疹期而呛者，当于透疹之时，重用宣肺开痹之品，清理气道。若呛重且呼吸困难，咳如犬吠，甚至气憋欲死，呼吸极度困难者，可用斑蝥粉，冷水调，敷于喉结周围，四旁以面围定，勿使斑蝥水外流。须臾敷处起水泡，气憋随之可缓解。此法屡用屡验，可代气管切开。

7. 惊风：疹后惊风抽搐，当首辨急惊慢惊。急惊以突然抽搐、口噤握固有力、面赤身热、舌红脉数为特征。若吐泻日久，或利药所下，脾胃大伤致抽搐者，为慢惊风。其症抽搐无力，频发不止，面萎黄，脉弱，当培补元气，以息虚风，主以王清任可保立苏汤。

例：童某，女，1岁。

5月中旬出疹，5月22日疹退后复又发热。精神不振，轻微气喘，吐泻时止时作，体温在38℃～39℃之间。5月28日出现抽搐，日五六次，抽搐无力。6月8日开始服中药。

趺阳脉弱。

皆因久病吐泻，元气衰败，诱致慢惊风。予王清任可保立苏汤治之。

处方：

破故纸 3g	炒枣仁 6g	白芍 6g	当归 6g
生黄芪 15g	党参 6g	枸杞 6g	炙甘草 3g
白术 6g	茯苓 6g	山萸肉 6g	核桃 1 个（捣）

再诊：抽搐稍减，但趺阳脉参伍不调，极危。前方生黄芪改用30g。连进5剂，抽已止，面仍青白，下利日十余次有沫，改用诃子散止泻。

处方：

诃子 6g	肉豆蔻 6g	木香 3g	党参 6g
茯苓 9g	陈皮炭 3g	白术 6g	

两剂利仍未止，乃脾气极虚，清阳下陷。将第一方生黄芪改用60g，又服6剂，泻止热净但摇头揉目，虚风未息。再予上方12剂，虚风平，精神振，面亦转红润。

疹后抽搐，亦有热盛所致者，属肝热生风，当泄其肝热。

例：周蔚，男，1岁。

发热 39℃以上，始一日抽搐三四次，后日趋加重，头项后屈，目睛上吊、口紧、四肢抽，脉弦数躁疾，诊为热惊，予泻青丸加减。

处方：

龙胆草 3g	栀子 6g	防风 3g	川芎 3g
当归 4.5g	僵蚕 6g	钩藤 4.5g	天麻 4.5g

全蝎 3 个

2剂未见动静，改栀子为30g，加生石膏30g，1剂热退喘止风定，神清思食。

麻疹病急且变化多端，死亡率很高，总以透疹为先。疹后阴伤热盛者固多，虚寒亦间而有之，当细心辨认。

"烧伤四号"治疗烧伤 517 例临床观察

十多年来，我院用自制的"烧伤四号"治疗烧、烫伤 517 例，取得了满意的疗效，现报道如下。

1. 一般资料： 517 例患者中，门诊患者 431 例，住院患者 36 例。男性 218 例，女性 229 例。年龄最小的仅 4 个月，最大的 84 岁。

烧伤的原因（据住院病例记载完整者统计）：火焰、开水烫伤 54 例，化学烧伤 13 例，汽油烧伤 13 例，电灼烧伤 6 例。烧伤程度：Ⅰ度 91 例，Ⅱ度 249 例，深Ⅱ度 120 例，Ⅲ度 18 例，深Ⅲ度 12 例，合并休克者 10 例。烧伤面积：30% 以下者 41 例，31%～60% 者 15 例，60% 以上者 10 例。最大面积为 99%。

2. 主要药物组成、制备及使用方法： 烧伤四号组成：白及 30g，紫草 30g，地榆 30g，冰片 1.5g，氧化锌 1%～2%，氯霉素 1%（或甲硝唑 2%），香油 500 克。

制法：将香油倒入锅内熬热，加入白及、地榆面熬至焦黄，然后放入紫草，大火熬 8 分钟，再以小火熬 10 分钟，过滤后按所剩油量计算，加入 1%～2% 氧化锌、1% 氯霉素或 2% 甲硝唑，搅匀即可。

使用方法：首先将患者损伤部位进行清创、剪开水泡，清除腐皮，然后贴敷烧伤四号，1 日或隔日换药 1 次。

3. 治疗结果： 治愈标准：以患部焦痂全部脱落，新鲜皮肤形成者为治愈。

治疗结果：门诊 431 例患者单纯用烧伤四号治疗，全部治愈。平均换药次数见下表（表 1）：

表1　平均换药次数

烧伤程度	例数	平均换药次数
Ⅰ度	91	1.3
Ⅱ度	230	4
深Ⅲ度	110	5.5

住院86名患者，全部常规给予补液、纠酸。植皮者13例，加用抗生素者79例，创面进行紫外线照射者75例，截肢者1例（因癫痫发作，肢体烧焦而截肢）。治愈80例，死亡5例，转院1例。痊愈患者中疗程最短者2天，最长者67天，平均治愈时间为10.12天。

4. 讨论：方中白及、地榆、紫草、氯霉素、甲硝唑、冰片等都有不同程度的抗菌作用，可抑制烧伤创面感染、出血、渗出，促进肉芽组织生长。香油可对创面形成保护膜，并且有收敛、抑菌作用。氧化锌可与油脂中游离脂肪酸相作用，形成脂肪酸锌，不仅增加制剂的稳定性，还对创面有很好的保护作用。

为解决烧伤患者的疼痛问题，我们对小面积烧伤试加入1%利多卡因粉，可明显缓解疼痛。大面积烧伤患者，恐利多卡因大量吸收而产生副反应，尚未加入，有待进一步探讨改进。

5. 典型病历

焦某，男，30岁，1985年8月7日因汽油烧伤而来我院就诊。烧伤面积为32%，其中Ⅰ度为3%，Ⅱ度为29%。体温36.5℃，脉搏96次/分，呼吸20次/分，血压120/90mmHg。血象：白细胞$12.6×10^9$/L，中性粒细胞80%，淋巴细胞20%。经用烧伤四号治疗10天后开始脱痂，14天焦痂全部脱落，创面痊愈出院。

"夺血者无汗"实验验证

"夺血者无汗"，历来有两种见解：一种把"无"字作"没有"解，认为"汗血同源"，血被劫夺，无作汗之资，即使发汗，亦无汗或少汗；一种将"无"字作"勿"字解，认为亡血后不可发汗，汗之更伤其阴血。

两种见解何以为是？为探讨这一理论，我们设计了这样一项实验：将小白鼠20只，随机分为甲乙两组。甲组将鼠尾从上1/3处剪断放血，作为夺血者病理模型；乙组不放血。放血10分钟后，两组分别按0.1mL/10g腹腔注射1∶1麻黄汤煎剂，观察其发汗情况。实验结果：甲组出汗多且早；乙组出汗少且迟，有的甚至无明显汗渍。

为什么会出现这种情况？因夺血者，血亏而不能内守，气浮于外而不固，腠理开疏，再予麻黄汤发之，津易外溢而为汗，故甲组出汗多且早。由此看来，"夺血者无汗"，应以夺血者不可发汗为是。"无""勿"通假，故"夺血者无汗"，应解为"夺血者勿汗"为是。此与《伤寒论》之"衄家，不可发汗""亡血家，不可发汗"，理出一辙。